Thomas Müllner, Susanne Altmann
Meine Hüfte

Univ. Doz. Dr. med. Thomas Müllner
Mag. Dr. Susanne Altmann

Meine Hüfte
endlich wieder schmerzfrei

maudrich

Univ. Doz. Dr. med. Thomas Müllner, PhD
Facharzt für Orthopädie und orthopädische Chirurgie sowie Facharzt für Unfallchirurgie in eigener Praxis in Wien und Tulln, Spezialausbildung in Sporttraumatologie, arthroskopischer Chirurgie und minimal invasiver Endoprothetik.

Mag. Dr. phil. Susanne Altmann
Soziologin (Schwerpunkt: Medizin- und Gesundheitssoziologie) und Pflegewissenschaftlerin, arbeitete in der Pharmabranche und an der Medizinischen Universität Wien, seit 10 Jahren im alternativmedizinischen Bereich tätig.

**Bibliografische Information
der Deutschen Nationalbibliothek**
Die Deutsche Nationalbibliothek verzeichnet diese Publikation in der Deutschen Nationalbibliografie; detaillierte bibliografische Daten sind im Internet über http://dnb.d-nb.de abrufbar.

Copyright © 2013 maudrich Verlag
Eine Abteilung der Facultas Verlags- und Buchhandels AG, Wien, Austria

Umschlaggestaltung, Typografie, Satz & Daumenkino: Florian Spielauer
Umschlagfoto: © Jeannot Olivet – istockphoto.com
Druck: Ferdinand Berger & Söhne GmbH, Horn
Printed in Austria
ISBN 978-3-85175-977-8

Vorwort

Hüftoperationen sind für Orthopäden seit vielen Jahren Routine-eingriffe: Alleine in Österreich werden jährlich ca. 20.000 künstliche Hüftgelenke eingesetzt, vor vier Jahren waren es noch 12.000. Europaweit spricht man derzeit von 550.000 implantierten Hüftgelenken im Jahr, im Vergleich dazu von lediglich 230.000 neuen Kniegelenken.

Aufgrund der steigenden Lebenserwartung der Menschen und den damit einhergehenden Abnutzungserscheinungen, zum Teil verursacht durch Übergewicht, aber auch durch Bewegungsmangel bzw. durch falsche Bewegungen, ist ein weiterer Anstieg von Hüfterkrankungen und Hüftoperationen zu erwarten. Der menschliche Körper ist eben nicht für die Ewigkeit konzipiert!

Patienten, die aufgrund anhaltender Schmerzen im Hüftbereich auf die ständige Einnahme von Medikamenten mit steigender Dosierung und unangenehmen Nebenwirkungen angewiesen sind und bei denen die konservativen Behandlungen wirkungslos bleiben, ist ein operativer Eingriff anzuraten.

Mit der minimal invasiven Operationsmethode von vorne (AMIS®-Methode: Anterior Minimally Invasive Surgery) wird kein Muskel-und Nervengewebe verletzt, weshalb die Genesung des Patienten rascher als bei der konventionellen Methode erfolgt. Nach nur wenigen Tagen ist selbstständiges und schmerzfreies Gehen, zumeist sogar ohne Stützkrücken möglich. Stiegensteigen ist in der Regel bereits am zweiten Tag nach der Operation ohne Gehhilfe zumutbar. Der gefürchtete Muskelschwund bleibt aus. Dank dieses schonenden chirurgischen Verfahrens werden volle Mobilität und gute Lebensqualität schnell wieder hergestellt. Sportliche Aktivitäten können schon etwa sechs bis acht Wochen nach dem Einsetzen des künstlichen Hüftgelenks wieder aufgenommen werden.

Ich selbst operiere fast alle meine Patienten nach der AMIS®-Methode und das schon seit Jahren mit großem Erfolg. Vom Auftreten der Beschwerden bis zur Operation ist es jedoch meist ein langer Weg. Die optimale Behandlung lässt sich nur im Team realisieren. Daher jede Behandlungsmöglichkeit zu seiner Zeit: Physiotherapie – Akupunktur – Homöopathie – Operation. Frau Dr. Christa Kastinger-Mayr, Ärztin für Allgemeinmedizin und Homöopathie, hat dankenswerterweise ihr Wissen über die homöopathischen Möglichkeiten bei Gelenksbeschwerden beigesteuert.

Bedanken möchte ich mich bei meinen chirurgischen Lehrern, die mir das nötige Rüstzeug mit auf den Weg gegeben haben. Univ. Prof. Dr. Rudolf Schabus (Wien) und Univ. Prof. Dr. Lars Engebretsen (Oslo) verdanke ich mein Wissen und Können auf dem Gebiet der minimal invasiven Traumatologie und Orthopädie, den „orthopädischen Feinschliff" Univ. Doz. Dr. Manfred Weissinger (Zwettl). Und ohne Unterstützung und Geduld meiner Familie wäre vieles nicht möglich gewesen, da die Medizin mein Leben und meine Passion ist.

Univ. Doz. Dr. med. Thomas Müllner, PhD

Mobil zu sein und sich selbstständig von einem Ort zu einem anderen bewegen zu können, zählt zu den elementarsten Bedürfnissen des Menschen. Gehen, Laufen und Stiegensteigen ist für junge und gesunde Menschen selbstverständlich, doch ohne unser funktionierendes Hüftgelenk ist das nur bedingt möglich. Es gilt als mechanisches Antriebszentrum für unsere Fortbewegung.

Dauerhafte Schmerzen und Funktionseinschränkungen in der Hüftgegend, die sich medikamentös nicht nachhaltig und ohne Schaden anzurichten behandeln lassen, verschlechtern nicht nur die Lebensqualität, sondern beeinträchtigen auch die Arbeits- bzw. Erwerbsfähigkeit der Betroffenen. Lange bzw. dauerhafte Arbeitsunfähigkeit, Frühpensionierung sowie kostenintensive Krankenhausbehandlungen aufgrund von Erkrankungen des Bewegungsapparates, insbesondere von arthrosebedingten Gelenkbeschwerden verursachen beträchtliche volkswirtschaftliche und gesundheitsökonomische Schäden.

In diesem Ratgeber werden einige gängige Hüftgelenkserkrankungen, deren Entstehung, Beschwerdebilder und therapeutische Ansätze in leicht verständlicher Sprache beschrieben. Ein ausführliches Kapitel wird dem Hüftgelenkersatz gewidmet, in dem auf die schonende, minimal invasive AMIS®-Methode schwerpunktmäßig eingegangen und der postoperative Verlauf beschrieben wird. Weiters wird ein Trainingsprogramm nach Hüftoperationen vorgestellt, das Betroffene dabei unterstützen soll, möglichst rasch wieder ihre Beweglichkeit, Mobilität und Selbstständigkeit zurückzugewinnen. Ich empfehle Ihnen: Sehen Sie dieses Buch auch als Nachschlagewerk während des Genesungsprozesses nach einer Hüftimplantation und erfahren Sie mehr über die Erhaltung und Pflege eines künstlichen Hüftgelenks, um keine unliebsamen Überraschungen zu erleben.

Auch wenn Gelenkersatz-Operationen mittlerweile als chirurgische Routineeingriffe gelten und zu den häufigsten geplanten Operationen in den Spitälern Mitteleuropas zählen, sind sie bei vielen Menschen noch immer mit Angst besetzt. Sie werden als letzte mögliche Konsequenz gewählt, wenn mit allen anderen therapeutischen und medikamentösen Behandlungen nicht die gewünschte Wirkung erzielt werden konnte. Ein künstlicher Hüftgelenkersatz kann jedoch die Lebensqualität massiv verbessern und den Betroffenen rasch wieder in die Arbeitswelt zurückbringen. Die Ansprüche der Hüftpatienten an die Prothetik sowie die an orthopädische Chirurgie sind gestiegen. Der Wunsch älterer Menschen geht vor allem in Richtung unabhängiger Lebensführung, die der jüngeren, körperlich aktiven in Richtung Aufrechterhaltung bzw. Wiedererlangung der Sportfähigkeit. Dank des größten orthopädischen Fortschritts des 20. Jahrhunderts – dem künstlichen Hüftgelenkersatz – können diese Wünsche in vielen Fällen erfüllt werden.

Ziel dieses Ratgebers ist es, Menschen mit Hüftgelenkserkrankungen Mut und Vertrauen zu geben. Er soll helfen, mögliche Sorgen und Ängste abzubauen, und vermitteln, dass auch mit einem künstlichen Hüftgelenk Bewegung und aktive Lebensgestaltung möglich ist. Das Altern stellt heutzutage keinen von Verlust und Rückzug geprägten Lebensabschnitt dar. Erfahren Sie, wie Sie trotz Gelenkersatz ohne gröbere Einschränkungen ein erfülltes Leben führen und weiterhin Ihren sportlichen Neigungen nachgehen können!

Mag. Dr. Susanne Altmann

Inhalt

Die „AMIS®"-Hüftoperation 115
mit Trainingsplan

Alltag mit einer neuen Hüfte. 147

Anhang 175

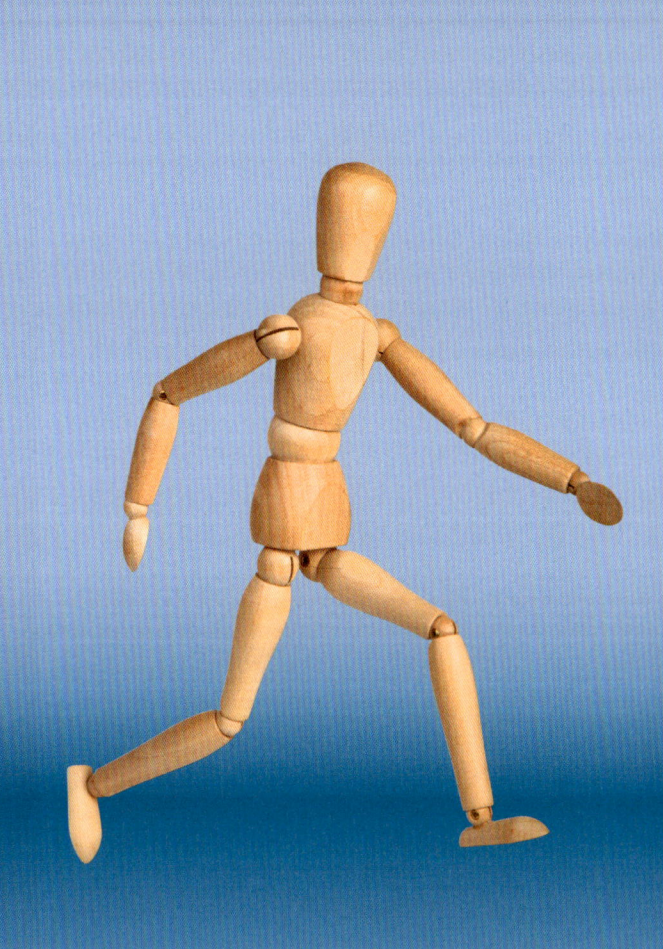

Das Hüftgelenk
Wunderwerk der Natur!

Vom Vierbeiner zum Zweibeiner – ein Blick in die Evolutionsgeschichte

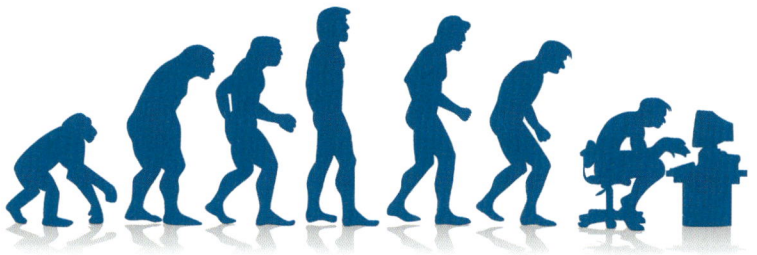

Vor etwa vier Millionen Jahren passierte eine gewaltige evolutionäre Veränderung und der Urmensch mutierte vom Vierbeiner zum Zweibeiner. Bis dahin ging er auf allen Vieren, also auf beiden Händen und Füßen. Dann drehte sein Oberkörper aus der Waagrechten in die Senkrechte, was zu einer großen Herausforderung für das Hüftgelenk des Homo sapiens wurde. Dieses sorgt als größtes Körpergelenk mit seiner dreidimensionalen Beweglichkeit für eine aufrechte Körperhaltung.

sicher auf zwei Beinen stehen

Haben Sie sich schon einmal bewusst gefragt, wie man sicher auf nur zwei Beinen stehen kann?

Das ist auf das universelle Prinzip der spiraligen Verschraubung zurückzuführen. Der ganze Körperstamm wird von vorne wie hinten von zwei Schrägsystemen dominiert, die sich kreuzen. Dies trifft auf sämtliche Knochen, Muskeln und Bänder zu. Auch Hüfte, Bein und Fuß sind spiralig angelegt. Der Oberschenkelknochen ist in sich spiralig gedreht, die Hüftbänder bilden eine klassische Bandschraube, die Hüftbeugemuskeln bewirken eine Hüftbeugung und Außenrotation, die Hüftstrecker eine Hüftstreckung und ebenfalls eine Außenrotation. Der Natur und der Evolutionsentwicklung haben wir diese Außenrotation im Hüftgelenk und die aufeinander abgestimmte Funktion von Knochen, Muskeln und Bändern zu verdanken.

Als Urbewegung des Menschen gilt das Gehen und Laufen. Hierbei wird das Becken gedreht und im Oberkörper dagegen bewegt.

Diese aktive Rotation der Wirbelsäule während der Fortbewegung kann auf eine spätere evolutionäre Entwicklung zurückgeführt werden. Menschenaffen bewegen sich noch im Passgang fort – Becken und Oberkörper drehen hier in dieselbe Richtung.

Langes Sitzen vor dem Computer und im Auto, was der Lebensrealität vieler Menschen entspricht, ist leider nicht hüftgelenksfreundlich. Diese 90-Grad-Hüftbeugung zwischen Oberkörper und Oberschenkel ist wie ein Rückschritt in der Evolutionsgeschichte, nämlich in die Vergangenheit des Vierbeiners zu sehen. Eine Folge des Dauersitzens ist eine dramatische Einschränkung der Hüftstreckung sowie eine Verkürzung von sämtlichen Muskeln. Sitzen im Büro, Sitzen im Auto und zu Hause Sitzen vor dem Fernseher. Heute lassen wir uns bequem das Essen nach Hause liefern, unsere Vorfahren mussten in der Steinzeit jedoch täglich zwischen 10 und 20 km zurücklegen, um zu Nahrung zu kommen und ihr Bedürfnis nach Essen stillen zu können. Eine gewaltige evolutionsgeschichtliche Entwicklung, die sich auf den gesamten Körper, die Knochen, Muskeln, Gelenke etc. ausgewirkt hat. Man bedenke, dass der zivilisierte Mensch heute lediglich 400–700 m täglich geht. Das Bedürfnis nach Nahrung, aber auch das nach Bewegung, nämlich nach schmerzfreier, flüssiger Bewegung ist über viele Jahrhunderte hinweg erhalten geblieben. Lediglich der Zwang, sich bewegen zu müssen, hat sich aufgrund der Zivilisation verändert.

Während im Stehen etwa ein Drittel des Körpergewichts auf das Hüftgelenk einwirkt, entspricht die Druckbelastung in der Standphase beim Gehen einem Mehrfachen des Eigengewichts, abhängig von der Geschwindigkeit. Beim Gehen mit „normalem" Tempo beträgt die Krafteinwirkung etwa das Dreifache des Körpergewichts, beim schnellen Gehen bereits das Fünffache und beim Joggen wird von einer sieben- bis achtfachen Druckbelastung des Körpergewichts gesprochen. Das heißt in der Praxis, dass die Belastungen des Oberschenkelknochens bis zu 1000 kg ausmachen können, denen das natürliche, aber auch das künstliche Gelenk standhalten muss.

Zu langes Sitzen vor dem Computer kann der Hüfte schaden!

Beim Laufen wirkt das 7–8-fache Gewicht auf Muskeln, Sehnen und Bänder ein, beim Gehen nur das 3-fache.

Blättern Sie durch das Daumenkino ▶

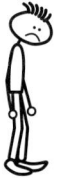

Bedenken Sie, dass mit dem ersten Tag unseres Lebens der Alterungsprozess beginnt: Während die Menschen im Mittelalter durchschnittlich 35 Jahre alt wurden, dürfen sich Frauen im 21. Jahrhundert über das Durchschnittsalter von 83,4 Jahren und Männer über das Durchschnittsalter von 78,1 Jahren freuen (Statistik Austria, 2011). Wenn Sie also vorhaben, auch im Alter beweglich und sportlich aktiv sein zu wollen, dann achten Sie auf ausreichende Bewegung und ausgewogene Ernährung. Nicht nur Ihr gesamter Organismus, sondern auch Ihre Gelenke, die regelmäßig Bewegung brauchen, werden es Ihnen danken.

Das Hüftgelenk ist das größte, beweglichste Gelenk des menschlichen Körpers. Aufgrund seiner ständigen Belastungen vollbringt es Höchstleistungen. Es handelt sich um ein Kugelgelenk.

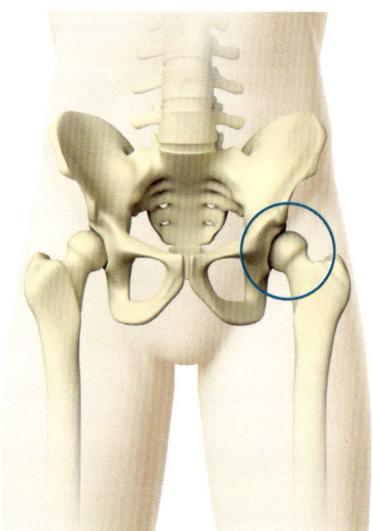
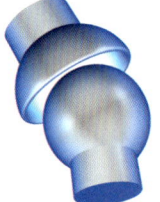

Hüftgelenk = Kugelgelenk

Das Kugelgelenk

Das Hüftgelenk ist eines von 68 beweglichen Gelenken und gilt als das größte, beweglichste Gelenk des menschlichen Körpers. Es ist ein Kugelgelenk, das Vorwärts- und Rückwärtsbewegungen der Beine sowie eine Drehung im Halbkreis ermöglicht und aufgrund seiner ständigen Druckbelastungen Höchstleistungen vollbringt. Es besteht aus der Gelenkpfanne des Beckenknochens und dem Hüftkopf, der mehr als zur Hälfte von der Gelenkpfanne umschlossen wird. Dadurch und durch die knorpelige Randlippe an der Pfanne sowie die kräftige Gelenkkapsel erhält das Gelenk seine Stabilität. Die Hüftpfanne (Gelenkpfanne) ist nach unten, außen und vorne offen, wodurch Bewegungen in mehrere Richtungen (dreidimensionale Bewegung und Gegenbewegung) möglich sind. Beim Anheben des Oberschenkels und Stiegensteigen führt der Oberschenkel die Bewegung aus, die Pfanne bleibt stabil. Bei Rumpfbeugungen sowie beim Schuhebinden verhält es sich genau umgekehrt. Hier kippt das Becken nach vorne und der Oberschenkel bewegt sich nicht.

Beim Stiegensteigen führt der Oberschenkel die Bewegung aus, die Gelenkpfanne bleibt stabil. Beim Schuhbinden kippt das Becken nach vorne, der Oberschenkel bleibt stabil.

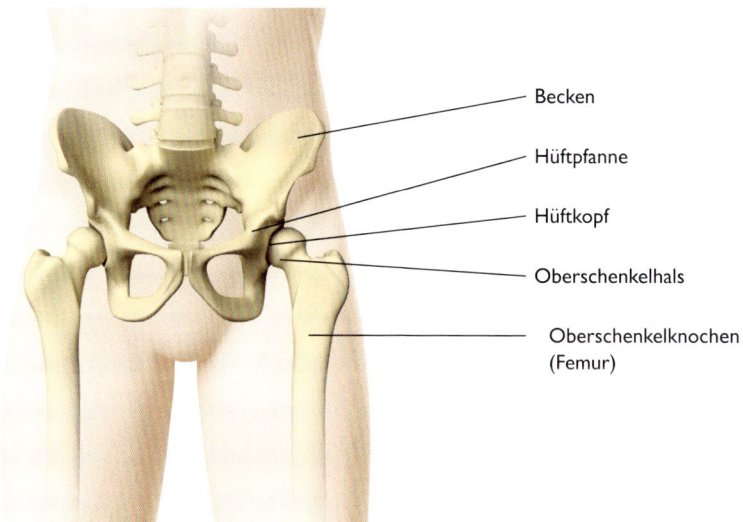

Becken

Hüftpfanne

Hüftkopf

Oberschenkelhals

Oberschenkelknochen (Femur)

Lage des Hüftgelenks im menschlichen Körper

Der Gelenkknorpel

Hüftpfanne und Hüftkopf haben einen sehr engen Kontakt zueinander und sind von einer etwa 5–7 mm langen glatten, weißlichen Knorpelschicht überzogen. Dieses elastische, leicht dehnbare Stützgewebe sorgt für ungestörte und schmerzfreie Beweglichkeit des Hüftgelenks, schützt die Knochen wie ein Stoßdämpfer vor Erschütterungen und hat fünfmal bessere Gleiteigenschaften als Eis. Es ist die Gelenkschmiere, die sich in diesem Gelenkspalt befindet

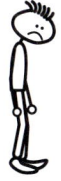

Aufbau des Hüft-
gelenks im Detail

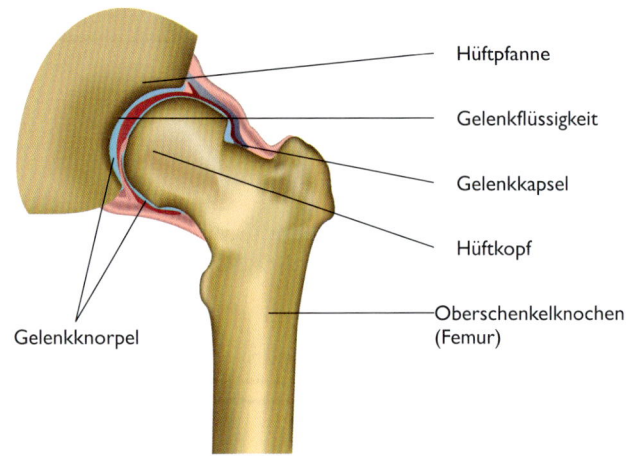

Hüftpfanne

Gelenkflüssigkeit

Gelenkkapsel

Hüftkopf

Oberschenkelknochen
(Femur)

Gelenkknorpel

Ein gesundes
Gelenk sollte wie
„geschmiert" laufen!
Die Gelenkschmie-
re im Gelenkspalt
macht gleitende
Bewegungen der Ge-
lenkflächen möglich.

und nicht nur wichtige Nährstoffe wie Zucker, Eiweiß und Mine-
ralstoffe für das Knorpelgewebe liefert, sondern auch Abfallstoffe
aus dem Gelenkspalt entfernt. Dank dieser zähflüssigen Gelenkflüssigkeit sind gleitende Bewegungen der Gelenkflächen möglich. Dafür ist relativ wenig Gelenkflüssigkeit notwendig. Wird
zu viel an Gelenkflüssigkeit produziert, schwillt das Gelenk von
außen sichtbar an. Ein gesundes Gelenk sollte jedoch wie „geschmiert" laufen!

Während sich der Gelenkknorpel in jungen Jahren bläulich-weiß
schimmernd, glatt und elastisch darstellt, verliert er im Alter an
Glanz und wird rau, rissig und matt. Durch den ständigen Knorpelabrieb zwischen den beiden Knochenenden verschmälert sich
der Gelenkspalt, bei fortgeschrittener arthrotischer Veränderung
reiben die beiden Knochenenden aneinander. Verschwindet die
Knorpelschicht gänzlich, spricht man von einer „Knorpelglatze".

Bewegung ernährt
und erhält den
Gelenkknorpel.

Damit es nicht dazu kommt: Bewegung nährt den Gelenkknorpel! Diese „Ernährung" kann durch regelmäßige Bewegung und
Belastung wie Gehen, Laufen, Radfahren etc. verbessert werden,
da der Knorpel dabei wie ein Schwamm ausgepresst und wieder
angefüllt wird. Die Fähigkeit, den Knorpel in idealer Weise mit
Nährstoffen zu versorgen, nimmt jedoch mit dem Alter ab.

Die Gelenkbänder

Das Hüftgelenk ist mit dem kräftigsten Bandapparat des menschlichen Körpers versehen, da es aufgrund des umfangreichen Bewegungsspielraums auf eine knochenbetonte Roll-Gleitbewegung, wie etwa beim Kniegelenk, verzichtet.

Die kapselverstärkenden Bänder sind schraubenförmig um den Oberschenkelhalsknochen gewickelt, sodass sie im Stand und bei Streckung (Extension) gespannt sind, während sie sich bei Beugung (Flexion) abwickeln. Diese Bänder sorgen für Stabilität, indem sie den Kontakt zwischen Gelenkpfanne und -kopf erhalten.

Bänder außerhalb der Kapsel

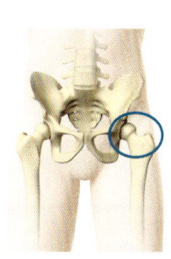 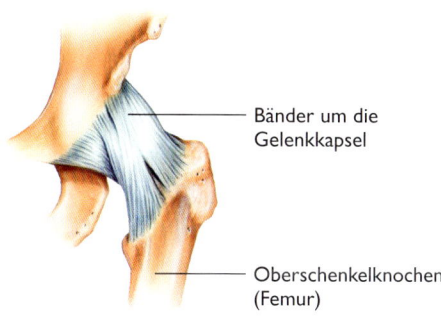

Bänder um die Gelenkkapsel

Oberschenkelknochen (Femur)

Die kräftigsten Bänder des menschlichen Körpers befinden sich im Bereich des Hüftgelenks. Sie umschließen die Gelenkkapsel.

Das Ligamentum iliofemorale („Darmbeinschenkelband") ist mit ca. 350 kg Zugfestigkeit das stärkste Band des Körpers. Ein stärkerer, oberer und ein schwächerer, unterer Zügel verhindern ein Nach-hinten-Kippen des Beckens und stabilisieren somit die Standbeinphase, also die Streckung. Das Ligamentum ischiofemorale („Sitzbeinschenkelband") verläuft vom Sitzbein zum Ansatz des oberen Zügels des Darmbeinschenkelbandes und strahlt in das Ringband ein. Das Sitzbeinschenkelband hemmt somit die Einwärtsdrehung.

Das Ligamentum pubofemorale („Schambeinschenkelband") ist das schwächste der Hüftgelenksbänder.

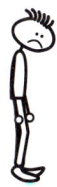

Bänder innerhalb der Kapsel

Das Oberschenkelknochenkopfband verläuft von der Pfannengru-
be in einer kleinen Vertiefung im Oberschenkelknochenkopf und
hat keine mechanische Funktion. Es besitzt eine Arterie, die den
Hüftkopf versorgt.

Kräftige Bänder
finden sich nicht
nur außerhalb der
Hüftgelenkkapsel,
sondern auch inner-
halb dieser Kapsel
zwischen Hüftpfanne
und Hüftkopf.

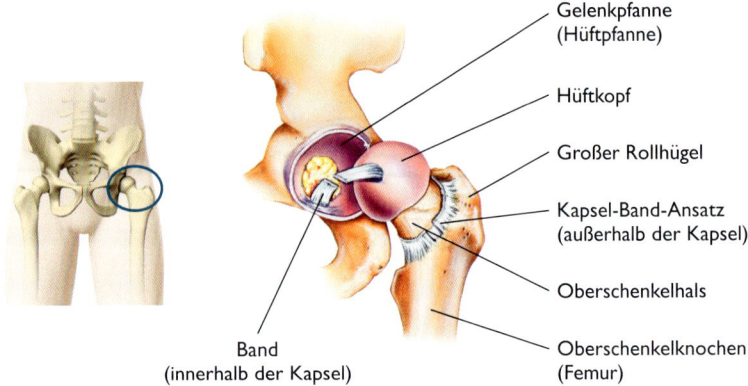

Gelenkpfanne
(Hüftpfanne)

Hüftkopf

Großer Rollhügel

Kapsel-Band-Ansatz
(außerhalb der Kapsel)

Oberschenkelhals

Band
(innerhalb der Kapsel)

Oberschenkelknochen
(Femur)

Das Becken (Pelvis)

Am Aufbau des Gegenstückes, der Hüftgelenkpfanne, sind alle drei
Beckenknochen beteiligt: Das Dach wird vom Darmbein gebildet,
das Schambein begrenzt vorne den Rand des Beckens mit seiner
Vertiefung und das Sitzbein tut dies hinten-oben. Der vom Becken
gebildete knöcherne Anteil des Hüftgelenks wird als Acetabulum
bezeichnet (lateinisch *acetum* = Essig), weil er in der Form einem
Essignäpfchen ähnelt.

Die Muskulatur

Beuger: Die innere Lendenmuskulatur besteht aus zwei Teilmus-
keln, die das Hüftgelenk beugen: dem Darmbeinmuskel und
dem großen Lendenmuskel. Während der Darmbeinmuskel eine
leichte Heranführungsbewegung bewirkt, sorgt der große Lendenmuskel für eine leichte Auswärtsdrehung. Der nur bei etwa
50 % der Menschen vorkommende kleine Lendenmuskel unter-
stützt den großen.

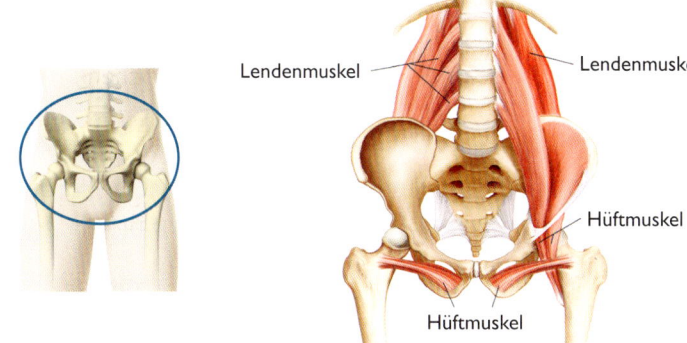

Lendenmuskel

Lendenmuskel

Hüftmuskel

Hüftmuskel

Auswärts- und Einwärtsdrehungen, Abspreiz- und Heranführungs- bewegungen – diese unglaubliche Beweg- lichkeit haben wir unserem Hüftgelenk und dessen Muskula- tur zu verdanken.

Strecker: Der große Gesäßmuskel ist der kräftigste Strecker des Hüftgelenks. Er bewirkt eine Auswärtsdrehung, während die obe- ren Fasern eine Abspreizbewegung und die unteren Fasern eine Heranführungsbewegung ermöglichen.

Heranführer: Die an der Innenseite des Hüftgelenks angeordne- ten Adduktoren führen den Oberschenkel an den Körper heran.

Auswärtsdreher: Die tiefe Schicht der hinteren, äußeren Hüft- muskulatur wird auch als „kleine Beckengesellschaft" bezeich- net. Sie bewirkt eine Auswärtsdrehung.

Einwärtsdreher: Der mittlere Gesäßmuskel und der kleine Ge- säßmuskel bewirken beim Menschen eine Einwärtsdrehung und Abspreizbewegung. Bei Tieren wirken sie übrigens als Hüftge- lenkstrecker.

Bewegung und Gegenbewegung

Alle menschlichen Knochen sind durch Gelenke miteinander ver- bunden. Diese Gelenke fungieren als Stoßdämpfer und Stabilisa- toren und ermöglichen die vielen unterschiedlichen Bewegungen, die täglich stattfinden. Im Idealfall arbeiten Becken, Hüfte und Oberschenkel zusammen. Die Stellung und Bewegung des Hüftge- lenks beeinflussen die Lendenwirbelsäule, die Position des Beckens und die Beine. Beim Gehen bewegt sich der Oberschenkel nach

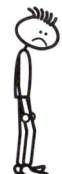

hinten, die Kugel im Hüftgelenk dreht nach vorne, die Hüftpfanne nach hinten. Bei dieser Gegenbewegung von Hüftkopf und -pfanne werden die starken Hüftbänder (Y-Bänder) gespannt und pressen den Oberschenkelkopf in die Hüftpfanne.

Während beim Abstoßen des Fußes vom Boden die Hüfte maximal gedehnt und die Belastung daher am höchsten ist, schwebt der Fuß nach dem Abstoßen leicht über dem Boden und die Bänder erholen sich von der Dehnung.

Das Beugen und Strecken des Hüftgelenks, aber auch das Drehen, An- und Abspreizen des Beines wird durch die kräftigen Muskeln, die das Hüftgelenk umspannen, ermöglicht.

Bewegung ist Teamarbeit von Muskeln, Sehnen und Gelenken.

Es sind der mittlere und der kleine Gesäßmuskel, die für die Abspreizbewegungen zuständig sind und das Becken im Einbeinstand stabil halten können. Sollten diese äußerst wichtigen Muskeln geschwächt oder geschädigt sein, dann kommt es zu einem Absinken des Beckens. Dies erkennt man an einer Schonhaltung bzw. am hinkenden Gang.

Von besonderer Bedeutung ist auch der Hüftbeuger, der von der Wirbelsäule und der Innenseite des Beckens unter der Leistengegend bis zum kleinen Rollhügel des Oberschenkels nach dem Oberschenkelhals fußwärts läuft. Ist die Kraft dieses Muskels herabgesetzt, ist beispielsweise das Einsteigen ins Auto, ohne das Bein mit der Hand anzuheben, schwierig.

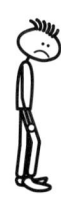

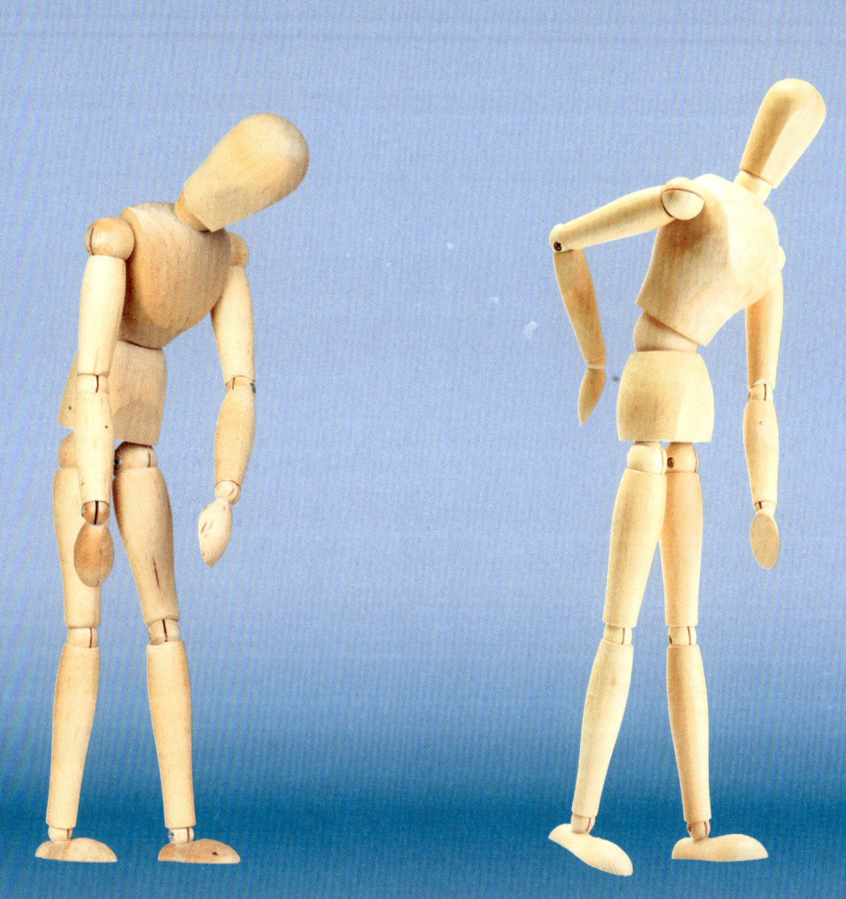

Spezielle
Hüfterkrankungen

Gehen, Laufen, Springen, Tanzen und viele andere Bewegungen der unteren Extremitäten, die gesunden Menschen scheinbar mühelos gelingen, sind in Wirklichkeit komplexe Bewegungsabläufe. Sie alle haben ihren Ausgangspunkt am Hüftgelenk.

Hüftbeschwerden können verschiedene Ursachen haben.

Doch nicht alles, was „auf die Hüfte schlägt", muss mit einer schweren Hüftgelenkserkrankung in Zusammenhang gebracht werden. Auch Knie- und Fußprobleme können ursächlich für Hüfterkrankungen sein und in den Bereich der Hüfte einstrahlen. Hüftgelenkserkrankungen werden landläufig gerne mit dem fortgeschrittenen Alter in Verbindung gebracht, erschöpfen sich jedoch nicht in den abnutzungsbedingten Knorpelschädigungen wie der Arthrose, die früher oder später mit einem Gelenkersatz zu behandeln ist. So kennt wahrscheinlich jeder von uns Menschen jenseits der fünfzig mit einem oder sogar zwei künstlichen Hüftgelenken. Aber hätten Sie gewusst, dass bereits Kinder und Säuglinge mit Hüfterkrankungen konfrontiert sein können? Zu den häufigsten orthopädischen Erkrankungen im Säuglings- und Kindesalter (betroffen sind davon etwa 3–5 % aller Neugeborenen) zählt die Hüftdysplasie, eine Fehlstellung der Hüfte. Erfreulicherweise wird sie heutzutage im Rahmen von Routineuntersuchungen bereits in den ersten Lebenswochen festgestellt, sodass die frühen schweren Folgeschäden zumeist erfolgreich vermieden werden können. Wird die Hüftdysplasie nicht rechtzeitig therapiert, ist mit späteren Funktionsstörungen und Schmerzen im Hüftgelenk zu rechnen.

Schmerzt Ihr Hüftgelenk schon bei leichter Belastung und auch in Ruhelage?

Fast alle Hüftgelenkserkrankungen beginnen zunächst mit Schmerzen nach längerer Belastung. Im Laufe der Zeit treten die charakteristischen Beschwerden häufiger auf und die schmerzfreien Intervalle werden kürzer. Und irgendwann kommt der Zeitpunkt, wo das Gelenk schon bei leichter Belastung oder gar in Ruhelage schmerzt. Fehlbelastungen und daraus resultierende Entzündungen, Unfallfolgen, Wachstumsstörungen und fortgeschrittenes Alter, aber auch entsprechende Veranlagung zählen zu den wichtigsten Ursachen für Hüftgelenkserkrankungen. Da das Hüftgelenk von Bewegung lebt und davon stark profitiert, spielt Bewegung eine bedeutende

Rolle. Denn wird dieses dreidimensionale Gelenk nicht optimal bewegt und genutzt, d.h. verliert es aufgrund von chronischen Fehlbelastungen seine Beweglichkeit, Geschmeidigkeit und Stabilität, ist mit Schmerzen und unerfreulichen Abnutzungserscheinungen zu rechnen.

In diesem Kapitel erfahren Sie mehr über die häufigsten Hüftgelenkserkrankungen, wie diese entstehen, diagnostiziert und behandelt werden können. Und seien Sie versichert: Die Orthopädie wird auch in Ihrem Fall für Schmerzfreiheit und verbesserte Lebensqualität sorgen können.

Zusammenstoß des Hüftgelenks –
eingeklemmt und eingeschränkt

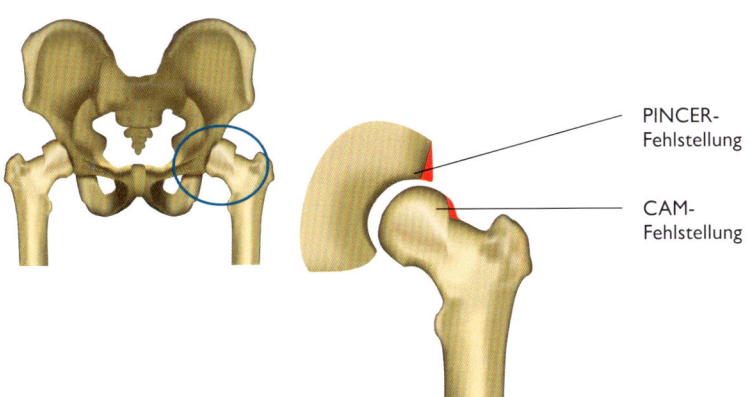

PINCER-
Fehlstellung

CAM-
Fehlstellung

Zusammenstoß im Hüftgelenk = Impingement-Symptomatik. Reine PINCER- oder CAM-Impingements kommen nur vereinzelt vor, zumeist findet sich eine Kombination aus beiden Typen.

Sowohl junge als auch aktive Menschen mittleren Alters können unter einer Impingement-Symptomatik (Impingement = Zusammenstoß) im Hüftgelenk leiden, deren Beschwerden bei Belastung sowie aufgrund längeren Sitzens verstärkt auftreten. Bewegungseinschrän-

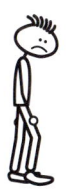

kungen des betroffenen Hüftgelenks sind besonders bei Beugung (Flexion), Heranführung (Adduktion) und Innenrotation erkennbar. Ursächlich für die Schmerzen sind knöcherne Deformitäten (aus einer Deformierung entstanden) im Bereich des Oberschenkelhalses und des Hüftkopfes sowie Verknöcherungen (Ossifikationen) des Labrums. Unterschieden werden das PINCER- und das CAM-Impingement. Reine PINCER- oder CAM-Fehlstellungen sind äußerst selten, in den meisten Fällen (zu etwa 85 %) ist eine Kombination aus beiden Typen feststellbar.

Entstehung von Impingements

Bei dieser Hüftgelenkserkrankung, die auf eine Inkongruenz (Nichtübereinstimmung) von Hüftpfanne und Hüftkopf zurückzuführen ist, kommt es bei bestimmten Bewegungen zu einem Anschlagen des Hüftkopfes an das Pfannendach. Durch das immer wiederkehrende Anstoßen und die dadurch verursachten Einklemmungen entstehen Verletzungen am Gelenkknorpel sowie am knorpeligen Pfannenrand. Das Labrum sowie der Knorpel werden dann in der Gelenkpfanne eingequetscht. Sekundäre Schäden des Gelenks wie Coxarthrose können die weitere Folge eines nicht ausreichend behandelten Impingements sein.

Beim CAM-Impingement ist der Hüftkopf so stark vergrößert, dass er direkt in den Schenkelhals übergeht und von der üblichen Kugelform abweicht. Bei dieser Fehlstellung schlägt der Hüftkopf bei kraftvoller sportlicher Bewegung an der Hüftpfanne an. Ein Abreißen des Knorpels vom Pfannenrand ausgehend nach innen und eine Schädigung der Gelenklippe sind die Folgen. Als Ursache für das CAM-Impingement kommen krankhafte Veränderungen der Endstücke der langen Röhrenknochen (Epiphyse), Morbus Perthes sowie schlecht verheilte Oberschenkelhalsfrakturen (Oberschenkelbrüche) in Betracht. Das CAM-Impingement wird zumeist bei jüngeren athletischen Männern ab dem 20. Lebensjahr diagnostiziert.

Mögliche Ursachen sind angeborene Fehlstellungen, krankhafte Veränderungen, aber auch schlecht verheilte Brüche.

Beim PINCER-Impingement ist die Hüftkopfform normal, die Oberschenkelkopfüberdachung durch die Pfanne jedoch zu stark ausgeprägt. Dadurch stößt der Schenkelhals immer wieder am Pfannendach an und beschädigt die Gelenklippe sowie den Hüftkopf-Schenkelhals-Übergang. Diese Fehlstellung kann angeboren sein oder sich im Laufe von Jahrzehnten bilden. Betroffen davon sind vor allem Frauen zwischen dem 30. und 40. Lebensjahr.

Beschwerdebild

Patienten mit einem Impingement-Syndrom sprechen von tiefen Leistenschmerzen, die nach hinten Richtung Gesäß ziehen können, starken Bewegungseinschränkungen in der Hüfte vor allem beim Beugen, durchdringenden Schmerzen bei Hüftbeugung sowie stechenden Schmerzen bei längerem Sitzen. Die Schmerzen, ausgelöst durch Heranführen und gleichzeitige Innenrotation, verschwinden wieder bei leichtem Abspreizen. Durch das Anschlagen des Hüftkopfes an die Hüftpfanne entstehen oft Verletzungen, Risse oder Einblutungen an Knorpel, Bändern oder an der Gelenklippe (Labrum), die langfristig chronische Reizzustände und irreparable Gelenkschädigungen (Coxarthrose) zur Folge haben.

Leistenschmerzen, starke Bewegungseinschränkungen in der Hüfte und unerträgliche Schmerzen beim Hüftbeugen sowie beim langen Gehen?

Behandlungsmöglichkeiten

Konservative Therapien wie physikalische Therapien (wohltuende Elektrotherapien, Bäder und Fangopackungen), Physiotherapie, medikamentöse Therapie oder intraartikuläre Injektionen sollten nicht unversucht bleiben. Auf sportliche Aktivitäten sollte im akuten Zustand verzichtet werden. Da diese Maßnahmen im besten Fall lediglich Schmerzlinderung herbeiführen, nicht aber das mechanische Problem lösen, ist hier letztendlich immer eine Operation zu empfehlen. In der Regel wird daher bei der Impin-

Eine Operation lindert meist rasch und nachhaltig die Beschwerden.

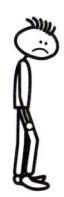

gement-Symptomatik frühzeitig eine operative Abtragung der mechanisch störenden Strukturen mittels minimal invasiver Arthroskopie empfohlen. Diese lindert rasch und nachhaltig Beschwerden und verhindert die Entstehung von Coxarthrose.

CAM-Impingement – rasche Rehabilitation nach der Arthrose

Patienten mit einem CAM-Impingement dürfen sich über eine außerordentlich rasche Rehabilitation nach einer arthroskopischen Behandlung freuen und bereits unmittelbar nach dem Eingriff voll belasten. Beim reinen PINCER-Impingement ist der operative Zugang etwas schwieriger, dennoch sind die Symptome mit der arthroskopischen Methode relativ gut behandelbar.

Im Vergleich zur offenen Operation, bei der der Hüftkopf verrenkt wird, ist die athroskopische Operationstechnik wesentlich schonender. Es ist nur in seltenen Fällen mit Sekundärschäden zu rechnen.

Die Umstellungsosteotomie und der Gelenkersatz stellen weitere Operationsmöglichkeiten bei Impingement-Syndromen dar und kommen bei erfolgloser Arthroskopie zum Einsatz.

Labrumläsion – Riss der Gelenklippe

Die Hüftpfanne wird umgeben von einem knorpeligen Verstärkungsring, der Gelenklippe. Diese kann einreißen.

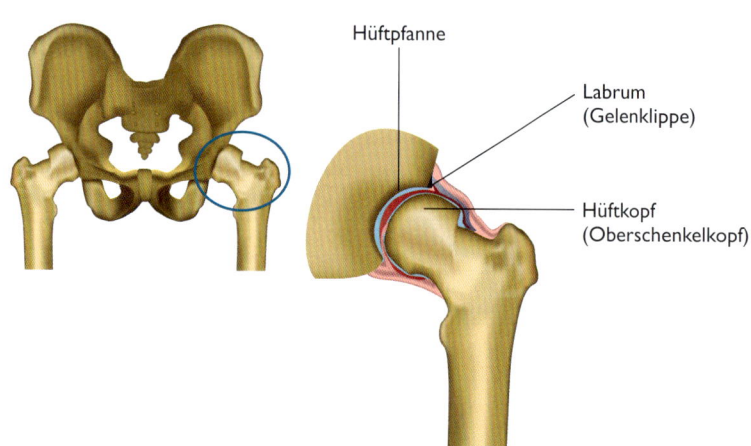

Hüftpfanne

Labrum (Gelenklippe)

Hüftkopf (Oberschenkelkopf)

Dem Labrum des Hüftgelenks wird seit den letzten Jahren zunehmend mehr Bedeutung geschenkt, was auf die Einführung der Magnetresonanzarthrografie zurückgeführt werden kann. Diese Untersuchungsmethode ermöglicht meist eine präzise Diagnostik.

Das Labrum ist ein knorpeliger Verstärkungsring der Hüftpfanne, der durch Verletzungen oder bei Überbeanspruchung einreißen kann. Eine Labrumläsion bedeutet daher einen Riss der Gelenklippe.

Entstehung von Labrumläsionen

Labrumläsionen des Hüftgelenks sind seit Jahrzehnten bekannt und treten äußerst selten isoliert auf. Sie können bei körperlichen Aktivitäten bzw. sportlichen Extrembelastungen entstehen, insbesondere bei Sportarten mit sich wiederholenden Bewegungen wie dies bei Ballsportarten der Fall ist.

Wissenschaftliche Studien haben gezeigt, dass Labrumläsionen bei älteren Menschen gehäuft vorzufinden sind. Dies ist darauf zurückzuführen, dass Labrumläsionen häufig im Endstadium der Hüftgelenksarthrose auftreten. Umso alarmierender sind daher Labrumläsionen bei jungen Menschen, da es sich um ein Warnsignal für eine beginnende irreversible Knorpelschädigung handeln kann. Man spricht derzeit von etwa 10–15 % Betroffenen in der Gruppe der jungen Menschen.

> Einseitige sportliche Belastung ist eine häufige Ursache für Labrumläsionen.

> Labrumläsionen sind ein Warnsignal für eine beginnende irreversible Knorpelschädigung.

Beschwerdebild

Bei den meisten Labrumverletzungen wird bei bestimmten Bewegungen ein einklemmender oder stechender Schmerz im Hüftgelenk wahrgenommen, der den normalen Bewegungsumfang des Gelenks beeinträchtigt. Manche Patienten sprechen über unspezifische Hüftschmerzen, deren Ursache auch im Röntgenbild nicht erkennbar ist. Zusätzlich zu den Schmerzen werden auch plötzlich auftretende

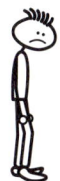

Blockierungen im Gelenk sowie ein spürbares Klicken beschrieben. Ein (ein)gerissenes Labrum beeinträchtigt die normale Bewegung des Hüftgelenks. Sind Verkalkungen im Labrum entstanden, können diese äußerst schmerzhaft sein. Bei kleineren Labrumläsionen kann es jedoch auch vorkommen, dass keine Beschwerden auftreten. Sicher identifizieren lässt sich ein Labrumriss im Rahmen einer arthroskopischen Untersuchung.

Behandlungsmöglichkeiten

Die Behandlungsmöglichkeiten bei Labrumläsionen erstrecken sich von physikalischer Therapie über direkte Injektionen in die Gelenkhöhle, entzündungshemmende Medikamente bis hin zum arthroskopischen Eingriff. Abhängig vom Grad der Verletzung der Hüftgelenklippe kann im Rahmen einer Arthroskopie das Labrum entweder geglättet, entfernt oder in manchen Fällen sogar wieder komplett angenäht werden. Ziel des operativen Eingriffs ist einerseits die Schmerzlinderung, andererseits will man damit das Fortschreiten der Knorpelabnützung verhindern oder zumindest hinauszögern.

gute Heilungschancen mittels arthroskopischer Behandlung

Im Normalfall lässt sich die Labrumläsion erfolgreich behandeln, das heißt die Heilungsaussichten sind vor allem bei einer Teilentfernung des Labrums sehr gut. Etwa vier bis sechs Wochen nach der Operation, in der Zeit der Anheilung des Knochens, sollten Stützkrücken zur Entlastung eingesetzt werden. Bei einer Labrumrefixierung hingegen muss mit einer deutlich längeren Phase der Regeneration gerechnet werden. Bis zur vollkommenen Beschwerdefreiheit kann es bis zu einem Jahr dauern, in manchen Fällen bleiben geringe Restbeschwerden vorhanden. Anschließend können wieder sportliche Aktivitäten mit Maß und Ziel unternommen werden, extreme Belastungen sowie Sportarten mit abrupten Stopps (Tennis, Fußball, Basketball) sind jedoch mit einer Labrumresektion (Entfernung der Gelenklippe) nicht empfehlenswert.

Schleimbeutelentzündung der Hüfte –
lästig und zumeist langwierig

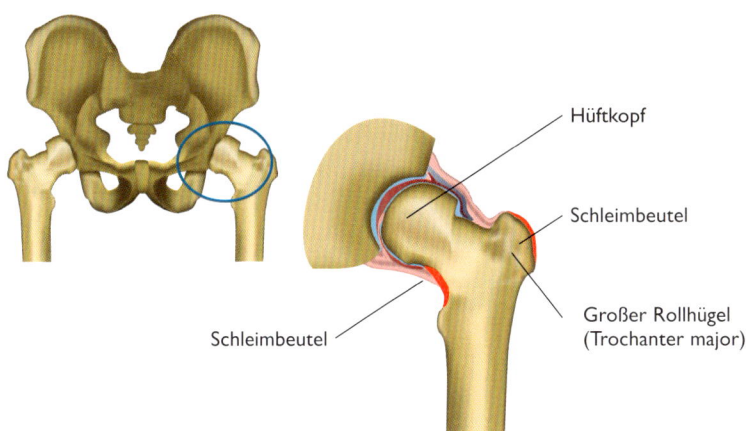

Hüftkopf

Schleimbeutel

Großer Rollhügel
(Trochanter major)

Schleimbeutel

Lage der Schleimbeutel im Hüftgelenk. Sie liegen zwischen Sehnen und knöcherner Unterlage.

Schleimbeutel sind überall dort im Körper vorzufinden, wo Gewebeschichten stark gegeneinander verschoben werden, so auch im Hüftgelenk. Sie bilden eine Gleitschicht aus lockerem Bindegewebe und Schleimhaut und dienen als Puffer zwischen Knochen und Sehnen. Somit vermindern sie die bei der Bewegung des Gelenks entstehende Reibung.

Der am häufigsten entzündete Schleimbeutel im Hüftgelenk liegt auf dem Trochanter major (Großer Rollhügel), der sich an der seitlichen Hüfte befindet. Weitere Schleimbeutel liegen tiefer in der Hüfte, nämlich vor der Hüftgelenkkapsel zwischen den stark ausgebildeten hüftgelenksumgebenden Muskeln.

Sportler und Menschen mit Fehlbelastungen aufgrund anderer Erkrankungen am Bewegungsapparat sind besonders häufig von Schleimbeutelentzündungen (Bursitis) betroffen.

Ein Schleimbeutel besteht außen aus einer Bindegewebsschicht und ist mit einer zähen Flüssigkeit gefüllt.

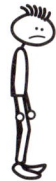

Entstehung von Schleimbeutelentzündungen

Wenn sich ein kleiner, mit Flüssigkeit gefüllter Schleimbeutel (Bursa) an der Außenseite der Hüfte entzündet, spricht man von einer Schleimbeutelentzündung des Hüftgelenks. Als Ursachen für diese schmerzhaften Beschwerden werden mechanische Irritationen, Druck oder Überbeanspruchungen aufgrund längerer, oft ungewohnter Bewegung (z. B. langes Stehen), Schwäche der Beckenmuskulatur, bakterielle Entzündungen, angeborene/erworbene Störungen des Hüftgelenks, entzündliche rheumatische Erkrankungen (Arthritis) oder Gicht und Kristallablagerungen genannt. Auch chronische Rückenschmerzen, Fußprobleme mit schmerzbedingtem schlechtem Gangbild und Beinlängenunterschiede mit Beckenschiefstand können ursächlich sein.

Beschwerdebild

Typisch sind Schmerzen in Seitenlage, ein erhöhtes Schmerzempfinden beim Bewegen und Belasten und starke Druckempfindlichkeit des betroffenen Hüftgelenks.

Zu den häufigsten Symptomen einer Schleimbeutelentzündung zählen Hüftschmerzen, die in manchen Fällen sehr diffus sein können und sich oft lokal schwer abgrenzen lassen. Typisch für eine Schleimbeutelreizung sind Schmerzen in Seitenlage, direkt auf dem Trochanter major, aber auch ein erhöhtes Schmerzempfinden beim Bewegen und Belasten des betroffenen Beines. Nicht selten verläuft dieser bewegungsabhängige Schmerz Richtung Knieaußenseite oder strahlt in das Gesäß aus.

Bei einer schweren Schleimbeutelentzündung klagen die Patienten über starke Druckempfindlichkeit des betroffenen Hüftgelenks (vor allem beim Schlafen). Langes Stehen, Gehen und Sitzen sowie das Stiegensteigen wird bei dieser Erkrankung als äußerst unangenehm und belastend empfunden.

Bleibt die Entzündung unbehandelt, muss man sich darauf einstellen, dass sie unter Umständen Monate oder gar Jahre dauern kann.

Behandlungsmöglichkeiten

Die Schleimbeutelentzündung lässt sich in den meisten Fällen mittels konservativer Maßnahmen erfolgreich behandeln. Doch bis zur Heilung kann es unter Umständen lange dauern. In erster Linie werden dafür physikalische Therapien wie Kälte- oder Wärmeanwendungen, Fango- oder Moorpackungen, bei ausgeprägten Formen auch hochenergetisch fokussierte Stoßwellentherapie empfohlen. Da langes Stehen, Gehen und Sitzen in diesem Fall sehr belastend ist, sollte der Hüfte eine Ruhephase gegönnt werden. Gezielte heilgymnastische Kräftigungs- und Dehnungsübungen und das Entlasten mithilfe von Stützkrücken kann hier äußerst hilfreich sein.
Ist eine Beinlängendifferenz die Ursache der Entzündung, kann diese mittels orthopädischer Einlagen, Fersenkeilen oder Ähnlichem ausgeglichen werden.
Starke Schmerzen werden mit schmerzlindernden und entzündungshemmenden Medikamenten oder lokalen Infiltrationen mit Kortison und einem Lokalanästhetikum, aber auch mit Stoßwellen behandelt.

Falls es konservativ zu keiner Besserung der Beschwerden kommt, ist als Alternative ein arthroskopischer Eingriff möglich, bei dem die Schleimbeutelentzündung entfernt und der große Rollhügel geglättet wird.

> In den meisten Fällen ist keine Operation nötig.

> Gönnen Sie der Hüfte eine Ruhepause und belasten Sie sie nicht durch zu langes Gehen, Stehen oder Sitzen!

Hüftdysplasie –
angeboren oder erworben?

Die Hüftdysplasie gilt als die häufigste angeborene Deformität am Halte- und Bewegungsapparat. Bereits um 390 v. Chr. schrieb Hippokrates über diese Reifungsstörung der Hüftpfanne, die mit Fehlentwicklungen am Hüftkopf einhergehen kann.

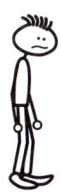

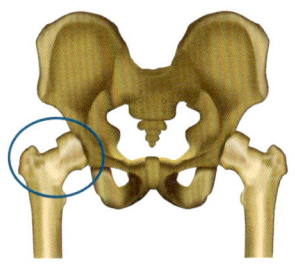

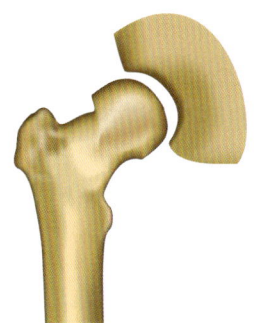

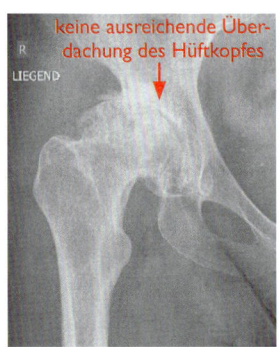

Normalstellung
des Hüftgelenks

Fehlstellung (Dysplasie)
des Hüftgelenks im Röntgenbild

Hüftgelenksfehl-
stellungen sind
für den Arzt im
Röntgenbild gut zu
erkennen.

Im Rahmen von
Neugeborenen-
Screenings wer-
den immer wieder
Hüftgelenksfehlstel-
lungen erkannt, die
sofort entsprechend
behandelt werden.

Das vermehrte Auftreten von Hüftdysplasien wird auf verschiedene endogene (z. B. erbliche hormonelle Erkrankungen) und exogene Störfaktoren (z. B. Lageanomalien im Mutterbauch oder Mehrlingsschwangerschaften) zurückgeführt. Dies ist aber noch nicht anhand von wissenschaftlichen Studien nachgewiesen worden.
Zudem konnten ethnische und geografische Häufigkeiten beobachtet werden. Dysplasien treten im Vergleich zu Naturvölkern der nördlichen Halbkugel bei Dunkelhäutigen äußerst selten auf, was mit der Art und Weise, wie Säuglinge getragen werden – Beine gespreizt oder zusammengewickelt – zusammenhängen kann.
Seit einigen Jahren werden die Hüftgelenke von Neugeborenen mittels Ultraschall untersucht, um bei Fehlstellungen – man spricht hier von „unreifen" oder „steil gestellten" Hüften – sofort die entsprechenden Vorsorgemaßnahmen unternehmen zu können. Durch diese frühzeitige Diagnostik mit einhergehender Therapie können Spätfolgen wie die Dysplasie-Coxarthrose erfolgreich vermieden werden.

Entstehung von Hüftdysplasien

Bei dieser angeborenen oder erworbenen Fehlbildung handelt es sich um eine Verkürzung und Steilstellung der Hüftpfanne, die für keine ausreichende Überdeckung des Hüftkopfes sorgen kann. Die daraus resultierende Druckbelastung in diesem Gelenk führt sehr oft zur Coxarthrose. Sie betrifft vorrangig Frauen, die im Alter von etwa 30 Jahren über Schmerzen im Hüftgelenksbereich klagen.

Neben den erblich bedingten Fehlbildungen können auch mechanische Ursachen wie Enge in der Gebärmutter aufgrund von Fruchtwassermangel, Steißlage oder Mehrlingsschwangerschaften Hüftdysplasien begünstigen. Missbildungen im Bereich der Wirbelsäule, Beine oder Füße sowie neurologische Erkrankungen bei Säuglingen können ebenfalls ursächlich für diese Hüftgelenkserkrankung sein.

Die Häufigkeit der Hüftgelenkdysplasie liegt bei 2–4 %. Mädchen sind davon etwa sechsmal häufiger betroffen als Jungen.

Beschwerdebild

Die Hüftdysplasie ist an sich schmerzfrei. Eine mögliche Hüftdysplasie erkennen Eltern an der unterschiedlichen Beinlänge ihres Babys, der Abspreizhemmung des betroffenen Hüftgelenks beim Strampeln oder an der Faltenasymmetrie an den hinteren Oberschenkeln und am Gesäß. Während der Spreizbewegung ist zumeist ein klickendes Geräusch zu hören (Ortolani-Klick). Besonders auffallend ist die dysplastische Hüfte, sobald das Kind zu gehen beginnt.

Erste Hinweise für eine dysplastische Hüfte erhält der Arzt über ein instabiles Hüftgelenk, welches sich allerdings bei etwa 80 % der Neugeborenen spontan wieder zurückbildet und eine normale Entwicklung des Hüftgelenks ermöglicht. Wird die Fehlbildung nicht rechtzeitig erkannt (z. B. anhand einer Ultraschalluntersuchung) und therapiert, kann es zu einer Hüftverrenkung (Hüftluxation) kommen, bei der der kugelige Oberschenkelkopf aus der Hüftgelenkpfanne rutscht. Um keine bleibenden Schäden zu verursachen, muss eine Hüftverrenkung rasch behandelt werden.

Erst mit der Entwicklung einer Hüftgelenksarthrose kommt es zu arthrosetypischen Symptomen, nämlich zu Überlastungsschmerzen

schmerzfrei und von außen meist erkennbar: die Hüftdysplasie

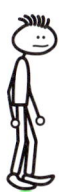

37

in Form von stechenden Leistenschmerzen oder seitlichen Hüftgelenksschmerzen. Erwachsene Hüftdysplasie-Patienten sind in ihrer Bewegung zum Teil erheblich eingeschränkt. Langes Stehen oder Sitzen ist für sie nur unter Schmerzen möglich. Ohne Einnahme schmerzstillender Medikamente kann der (Arbeits-)Alltag nicht bewältigt werden.

Behandlungsmöglichkeiten

Leichtere Formen der Dysplasie werden lediglich in regelmäßigen Abständen sonografisch kontrolliert. In den meisten Fällen genügt das Wickeln des Neugeborenen mit breiten Windeln oder Spreizhosen oder bei schweren Formen eine Ruhigstellung der betroffenen Hüfte durch einen Spreizgips. Moderne Windelsysteme unterstützen das Wickeln in gespreizter Beinhaltung. Vorsicht ist geboten beim Tragen der Säuglinge in Tragetüchern, da sich die Hüfte noch vollständig entwickeln und erst verknöchern muss. Es ist darauf zu achten, dass ein Steg des Tragetuches das korrekte Abspreizen der Beine ermöglicht (beidseits 30 bis 45 Grad) und die Babys so darin hocken, dass die Beine nicht herabhängen.

Neben der medikamentösen Behandlung im Erwachsenenalter, mit der lediglich die Symptome bekämpft werden können, bringt nur eine entsprechende operative Korrektur den gewünschten Erfolg. Ziel dieses Eingriffes mittels Dreifach-Beckenosteotomie nach Tönnis ist die Einstellung des Hüftkopfes in die Hüftpfanne. Bei dieser Operation wird das Becken an drei Stellen, nämlich am Darm-, Scham- und Sitzbein, durchtrennt und so bewegt, dass die Hüftpfanne aus dem Beckenverbund gelöst und in eine normale Überdachungsstellung überführt wird. In manchen Fällen werden bei der Dreifach-Beckenosteotomie, die in den 1970er-Jahren entwickelt wurde, die durchtrennten Knochenteile mit Drähten und Schrauben in der gewünschten Position fixiert. Im Anschluss erfolgt eine Gips- und Schienenbehandlung.

Die Hüfte von Säuglingen muss sich noch vollständig entwickeln. Das Tragen der Babys in Tragetüchern kann daher schädlich für die Entwicklung der Hüfte sein.

Morbus Perthes – auch Kinder haben orthopädische Probleme!

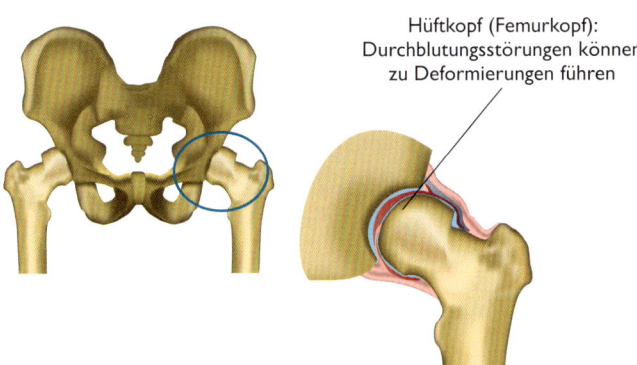

Hüftkopf (Femurkopf):
Durchblutungsstörungen können
zu Deformierungen führen

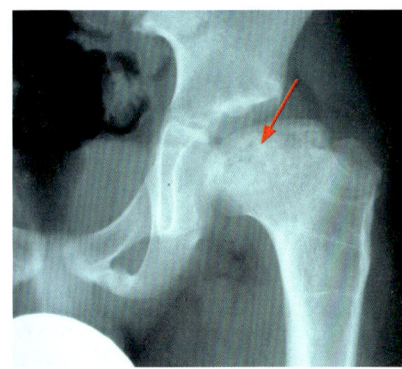

Deformierung des Hüftkopfes: Morbus Perthes ist im Röntgenbild erst 4–6 Wochen nach Erkrankungsbeginn erkennbar.

Bei dieser Hüftgelenkserkrankung, die im Kindesalter etwa zwischen dem vierten und zehnten Lebensjahr auftreten kann, kommt es zu einer Durchblutungsstörung des Hüftkopfes (Knochennekrose). Bei schwerwiegenden Fällen können sich die Gelenkflächen des Hüftkopfes so stark deformieren, dass sie dann nicht mehr in die Hüftpfanne passen.

Entstehung von Morbus Perthes

Die genaue Entstehung des Morbus Perthes ist weiterhin nicht eindeutig nachvollziehbar. Als mögliche Faktoren können schlechte Gefäßversorgung, Gerinnungsstörungen, Wachstumshormone sowie Druckerhöhungen im Gelenk genannt werden. Die Zeitdauer von der Diagnoseerstellung bis zum Endstadium dieser schwer wiegenden Funktionsstörung beträgt in den meisten Fällen mehrere Jahre. Die Erkrankungsstadien, die hier durchlaufen werden, dauern umso länger, je älter das Kind bei Krankheitsbeginn ist. In den Röntgenbildern sind erste Veränderungen erst vier bis sechs Wochen nach Erkrankungsbeginn zu erkennen.

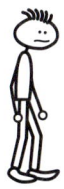

Beschwerdebild

kaum Beschwerden, aber häufig Bewegungseinschränkung: Morbus Perthes

Der Morbus Perthes verursacht an sich keine Beschwerden, kann nur leichte Symptome zeigen, aber auch vollständig ausgeprägt sein. Kinder mit einer Morbus Perthes-Erkrankung klagen zumeist über leichte bis mäßige Schmerzen in der Hüftgegend (druckschmerzempfindliche Leistengegend) sowie im Bereich der Oberschenkel und Kniegelenke. Diese können über mehrere Wochen andauern. Die deutlichen Bewegungseinschränkungen in der Hüfte (Abspreizung und Innenrotation sind kaum möglich) machen sich im Gangbild durch leichtes Schon- und Versteifungshinken bemerkbar (schmerzfreies Hinken). Aufgrund dieser Funktionseinschränkungen können die Kinder nicht mehr in gewohnter Weise körperlich aktiv sein.

Behandlungsmöglichkeiten

Therapeutische Maßnahmen werden abhängig vom Alter des Kindes sowie vom Ausmaß und der genauen Stelle des Hüftkopfbefalls eingesetzt. Sie sollen die Beweglichkeit verbessern, das Gelenk entlasten und zentrieren, und im besten Fall die vollständige Reparatur des Hüftkopfes ermöglichen.

In der Akutphase wird eine sportliche Ruhepause empfohlen, in manchen Fällen das Gehen mit Stützkrücken oder sogar vorübergehende Bettruhe.

Kinder sollten in der Akutphase auf sportliche Aktivitäten mit hoher Hüftbelastung verzichten, um keine nachhaltigen Knorpelschäden zu verursachen. Die Physiotherapie spielt auch hier keine unwesentliche Rolle. Zur vollkommenen Entlastung, die in Akutphasen notwendig ist, wird Kindern das Gehen mit Stützkrücken oder sogar Bettruhe empfohlen. Nach einem vollständig ausgeheilten M. Perthes – bei manchen Kindern kann dies tatsächlich vorkommen – ist mit keinen anhaltenden Funktionseinschränkungen oder späteren Arthrosen zu rechnen. Nur bei verbleibenden Deformitäten ist die Bewegungs- und Sportfähigkeit eingeschränkt und aufgrund der Wachstumsstörung kommt es zu einer Beinverkürzung um 1–1,5 cm. Die Notwendigkeit eines operativen Eingriffes besteht eher selten.

Inzwischen haben sich korrigierende Operationen als Standardverfahren bewährt, obwohl von den Eltern betroffener Kinder konservative Behandlungen (Zentrierungen des Gelenks mittels Apparaten) gegenüber operativen Eingriffen bevorzugt werden. Bei der sogenannten Osteotomie werden ein oder mehrere Knochen gezielt durchtrennt, um vorhandene Fehlstellungen wie Dysplasien, X- oder O-Beine zu korrigieren. Mit einem invasiven Eingriff wird das Ziel verfolgt, auftretende Deformitäten zu vermeiden und die Gelenkkongruenz wiederherzustellen. Er ist mit einem kurzen stationären Aufenthalt und einer sechs- bis achtwöchigen Entlastung verbunden. Die Erfolgsquote dieser Operation ist sehr hoch und laut wissenschaftlichen Studien ist in den meisten Fällen auch eine vollständige Ausheilung zu erwarten.

Morbus Perthes ist heilbar!

Die jugendliche Hüftkopflösung –
instabile Wachstumsfuge

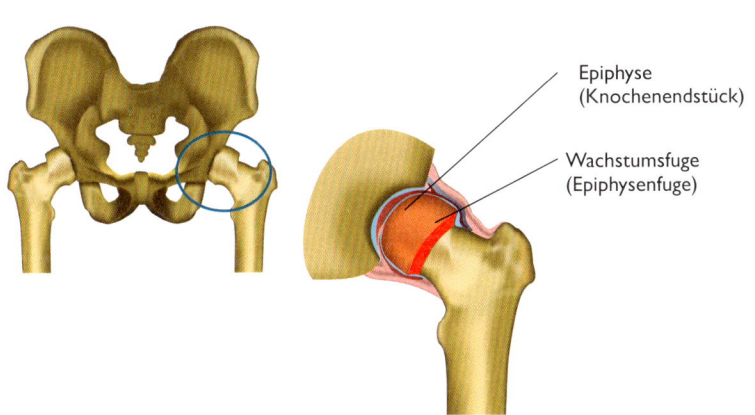

Epiphyse
(Knochenendstück)

Wachstumsfuge
(Epiphysenfuge)

Instabilität der Wachstumsfuge: Die Epiphyse kann sich teilweise oder vollständig lösen.

Bei diesem orthopädischen Krankheitsbild kommt es am oberen Ende des Oberschenkelknochens zu einer Instabilität der Wachs-

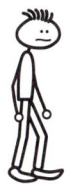

tumsfuge (Epiphyse). Typisches Erkrankungsalter dieser Wachstumsstörung ist das 10. bis 14. Lebensjahr, wobei Knaben dreimal öfter davon betroffen sind als Mädchen.

Entstehung der jugendlichen Hüftkopflösung

Diese Hüftgelenkserkrankung wird ausschließlich bei Kindern diagnostiziert, da sich bei ihnen die knorpelig angelegte Wachstumsfuge zwischen Knochenendstück und Übergang zum Knochenschaft im Entwicklungszustand befindet und noch nicht ausgewachsen und stabil ist. Am häufigsten ist sie bei übergewichtigen, hochwüchsigen Knaben zu finden. Vermutet wird zudem eine genetisch bedingte Anlage. Auch hormonelle Störungen werden in Einzelfällen dafür verantwortlich gemacht. Die eigentliche Ursache ist jedoch weiterhin unbekannt.

Die Ursachen für die jugendliche Hüftkopflösung sind noch nicht geklärt. Die richtige Diagnose wird oft spät gestellt.

Die Wachstumsfuge macht einen großen Anteil des Hüftkopfes aus. Da sie schräg liegt, kommt es durch die Gewichtsbelastung zu einer typischen Verschiebung, selten zu einer akuten Fugenlösung. Diese Verschiebung der Epiphyse kann durch Erschütterung, einen Unfall oder ohne äußere Einwirkung auftreten. Sollte bereits ein Teil der Epiphysenfuge verschlossen sein, können Übergangsbrüche nicht ausgeschlossen werden.

Während es bei der schleichend verlaufenden Form dieser Erkrankung selten zur kompletten Lösung des Hüftkopfes kommt, ist bei der akuten Form in der Regel mit einer vollständigen Ablösung der Epiphyse zu rechnen.

Beschwerdebild

Betroffene Kinder klagen zumeist über Schmerzen in den Knien sowie an der Vorderseite des Oberschenkels. Schmerzen in der Leistengegend und in der Hüfte werden ebenfalls genannt, sind aber eher atypisch.

Bei bereits bestehender Dislokation (Verschiebung oder Verdrehung einer Körperstruktur) ist eine geringe Beinverkürzung mit Hinken sehr wahrscheinlich. Das Bein wird in diesen Fällen zur Schmerzlinderung meist in einer Außenrotation und Abspreizung gehalten. Die Innenrotation im Hüftgelenk ist dann nicht mehr möglich. Da die Beschwerden leider häufig als Hüftschnupfen (keimfreie Entzündung des Hüftgelenks) oder Leistenzerrung fehlinterpretiert werden, wird die richtige Diagnose oft erst sehr spät gestellt.

Behandlungsmöglichkeiten

Um spätere Wachstumsfehler wie unvollständiges oder ungerades Längenwachstum zu vermeiden, ist die rechtzeitige Diagnoseerstellung mit fachgerechter Therapie entscheidend. Röntgenaufnahmen sind zur Erstellung der Diagnose essenziell. Da es sich hier um kein lokales Geschehen an nur einer Hüfte handelt, sondern beide Hüften in gleichem Maße wachsen und die Epiphysen entsprechend verschiebungsgefährdet sind, werden immer beide Seiten radiologisch untersucht.

Um Wachstumsfehler zu vermeiden, müssen immer beide Hüften radiologisch untersucht werden.

Während bei den einfachen Formen einer Hüftkopflösung üblicherweise eine Ruhigstellung reicht, muss bei den ausgeprägten Formen eine operative Versorgung von Knochenbrüchen und -verletzungen durchgeführt werden. Damit kann eine mögliche Hüftkopfnekrose (Absterben von Teilen des Hüftkopfbereiches) vermieden und eine spätere Belastbarkeit des betroffenen Gelenks erreicht werden. Bei jungen Patienten im Wachstum werden dafür sogenannte Bohrdrähte eingesetzt, die über die Wachstumsfuge in die Epiphyse eingesetzt werden. Bei älteren Kindern ohne wesentliches Restwachstum werden Schrauben mit kurzem Gewinde verwendet, die in gleicher Richtung in den Hüftkopf eingebracht werden. Nach abgeschlossenem Wachstum werden die Drähte oder Schrauben entfernt.

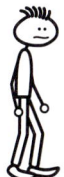

Hüftgelenksnahe Brüche – Unfälle und Stürze sind zu vermeiden!

Das Bruchrisiko steigt mit dem Alter aufgrund der verminderten Knochendichte. Frauen sind häufiger betroffen als Männer.

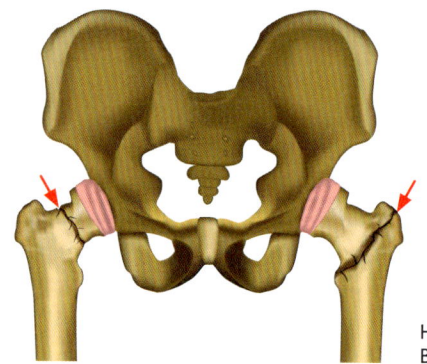

Hüftgelenksnahe Brüche

um Brüche zu vermeiden: Osteoporose-Screening und Vorbeugung durch gesunde Lebensweise

Brüche der Hüftpfanne und des Oberschenkelhalses sind besonders häufig im höheren Lebensalter. Um diese knöchernen Verletzungen, verursacht durch Unfälle oder Stürze, zu vermeiden, sollte man sich im Alter vorsichtiger und bewusster bewegen sowie auf Stolperfallen (z. B. rutschende Teppiche oder feuchte Böden) achten. Diese Frakturen können bei älteren Menschen in den meisten Fällen auf eine Osteoporose zurückgeführt werden: Durch einen jahrelangen Verlust an Knochengewebe werden die Knochen spröde und neigen dazu zu brechen. Das Frakturrisiko steigt deutlich aufgrund der verminderten Knochendichte. Frauen sind – infolge der hormonellen Umstellung nach den Wechseljahren – wesentlich häufiger davon betroffen als Männer. Aus diesem Grund ist für Frauen ab der Menopause ein Osteoporose-Screening (Knochendichtemessung) sinnvoll. Neben genetischen (familiären) Faktoren und einem Mangel an Calcium und Vitamin D (u. a. bedingt durch übermäßige Diäten, erhöhten Kaffeegenuss und Missbrauch von Abführmitteln) begünstigen fehlende körperliche Bewegung, Rauchen und schlechte Ernährung die Entwicklung des Knochenschwundes. Dieser bleibt sehr lange unbemerkt und wird leicht unterschätzt. Eine Vorbeugung gegen Osteoporose mittels ausgewogener, kalziumreicher Ernährung sowie regelmäßiger Bewegung in jungen Jahren wäre daher ein wichtiger „Rucksack" für das gesunde Altern. Denn während man sich im Alter von 30 bis 35 Jahren über die höchste Knochendichte freuen darf, ist danach mit einer stetigen Abnahme zu rechnen.

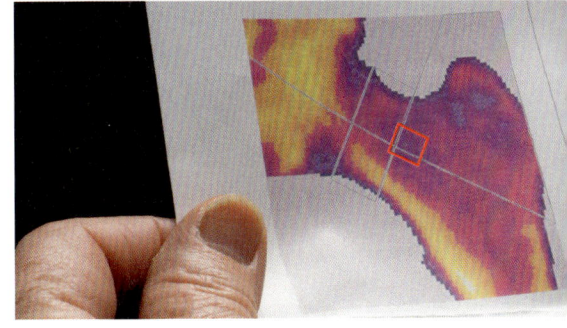

Knochendichtemessung (Osteoporose-Screening)

Entstehung von Oberschenkelfrakturen

Oberschenkelbrüche entstehen zumeist im höheren Lebensalter durch einen Sturz auf das seitliche Hüftgelenk oder die Gesäßregion. Dabei bricht das obere Ende des Oberschenkelknochens knapp unterhalb des Oberschenkelkopfes im Bereich des Schenkelhalses.

Zu den typischen Unfallgeschehen zählen Ausrutschen sowie Stürze aus (Alters-) Schwäche, bei Schwindel oder aufgrund von Bewegungsunsicherheit. Frauen sind davon deutlich häufiger betroffen als Männer. Als Risikofaktor gilt die Osteoporose, da bei jüngeren Menschen mit gesundem Knochenskelett bei einem Sturz auf die Seite Knochenbrüche äußerst selten vorkommen.

Als weitere Ursachen für sturzbedingte Frakturen der Hüfte werden ein mangelhafter Weichteilmantel, scharfkantige Aufprallpunkte (z. B. Stiegenkanten) oder

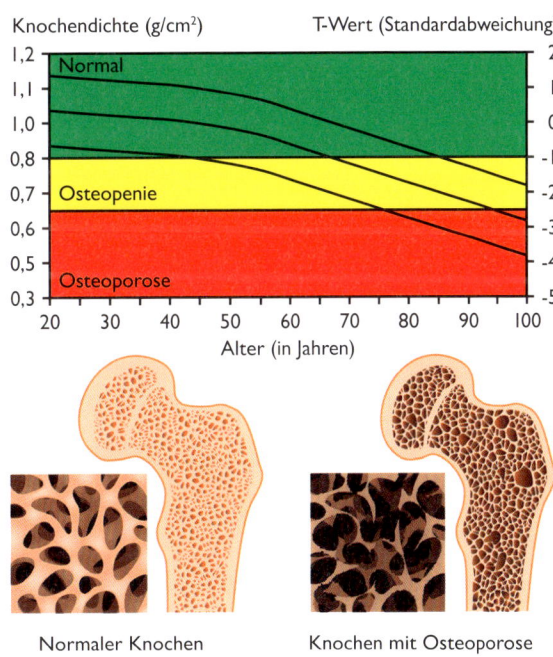

Normaler Knochen   Knochen mit Osteoporose

45

fehlende Abwehrreflexe aufgrund fortgeschrittenen Alters genannt. Auch Vorerkrankungen oder Knochenmetastasen können Brüche begünstigen.

Am häufigsten treten Frakturen des Oberschenkelknochens nahe oder direkt am Hüftkopf innerhalb der Gelenkkapsel auf. Bei der lateralen Schenkelhalsfraktur, die seltener vorkommt und jüngere Menschen nach Auto- oder Motorradunfällen betrifft, handelt es sich um einen Bruch außerhalb der Gelenkkapsel. Dabei ist ein höherer Blutverlust durchaus möglich.

Bei Frakturen der Hüftpfanne ist eine direkte Gewalteinwirkung, zumeist auf den Trochanter major (Großer Rollhügel) oder indirekt z. B. durch Aufprall des Knies an das Armaturenbrett im Auto (Dashboard injury) maßgeblich.

Beschwerdebild

Krankheitskennzeichnend für einen Oberschenkelhalsbruch ist das außenrotierte und verkürzte Bein auf der betroffenen Seite. Hinzu kommen die typischen Leistenschmerzen sowie ein eindeutiger Klopfschmerz über dem Trochanter major (Großer Rollhügel). In einigen Fällen werden nach dem Unfall oder Sturz dumpfe Schmerzen in der Hüftgegend angegeben, die manchmal fälschlicherweise für eine Prellung gehalten werden. Hierbei handelt es sich dann oft um gestauchte, nicht verschobene Brüche, die im Anfangsstadium noch problemloses Gehen ermöglichen.

Bei Frakturen mit starken Verschiebungen bei abgerutschtem Hüftkopf klagen die Patienten über stärkste Schmerzen und kommen daher in der Regel als Notfall sofort ins Spital.

Bei Frakturen der Hüftpfanne kann klinisch ebenfalls eine typische Fehlstellung und Verkürzung des Beines festgestellt werden, begleitet von erheblichen Schmerzen sowie einem Funktionsverlust des betroffenen Hüftgelenks.

Dumpfe Schmerzen in der Hüftgegend nach einem Unfall können Prellungen, aber auch Brüche sein.

Behandlungsmöglichkeiten

Schenkelhalsfrakturen werden in der Regel – sofern Narkosefähigkeit gegeben ist – unverzüglich operiert, außer es handelt sich um eingestauchte Abduktionsfrakturen (durch Sturz auf das gespreizte Bein). Diese versucht man vorerst konservativ zu behandeln. Es wird jedoch auch hier der operative Eingriff empfohlen. Nach einer Schenkelhalsfraktur ist es wichtig, dass man möglichst rasch wieder auf die Beine kommt, um schwere Lungenentzündungen, Thrombosen oder ausgeprägte Hautdruckstellen zu vermeiden. Hinzu kommt das Risiko einer Hüftkopfnekrose.

Während eine **gelenkerhaltende Operation** ausschließlich bei jüngeren Menschen und bei jenen mittleren Alters durchgeführt werden kann, erfolgt die Versorgung bei älteren Menschen in der Regel mittels **Hüftendoprothese**. Bei verschobenen Brüchen besteht häufig das Risiko einer Hüftkopfnekrose.

Nach erfolgtem operativen Eingriff werden die Patienten mittels Stützkrücken mobilisiert. Jüngere Menschen können sich nach gelungener Rehabilitation zumeist über eine uneingeschränkte Sportfähigkeit freuen. Bei älteren Menschen wird die postoperative Belastbarkeit nach deren Allgemeinzustand und dem individuellen Ausheilungsgrad des Bruchs bestimmt. Eine bevorstehende Arthrose sowie eine eventuelle sekundäre Hüftkopfnekrose muss bei der Bewertung der Sportfähigkeit bzw. Belastbarkeit berücksichtigt werden.

Nach einem **Bruch der Hüftpfanne** ist die Wiederaufnahme sportlicher Aktivitäten erst nach völliger Ausheilung und Konsolidierung der Fraktur (nach etwa 12–16 Wochen) denkbar. Die postoperative körperliche Belastbarkeit hängt auch vom Ausmaß der primären Knorpelverletzung ab, denn in den meisten Fällen ist hier später mit einer Arthrose zu rechnen, was die Sportfähigkeit etwas einschränkt.

Erstmaßnahme ist meist eine Operation.

Sportfähigkeit ist auch nach der Operation einer Oberschenkelhalsfraktur gegeben, aber eventuell mit Einschränkungen.

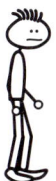

Hüftgelenksarthrose –
nicht nur eine Frage des Gewichts!

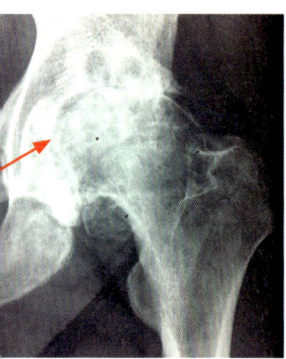

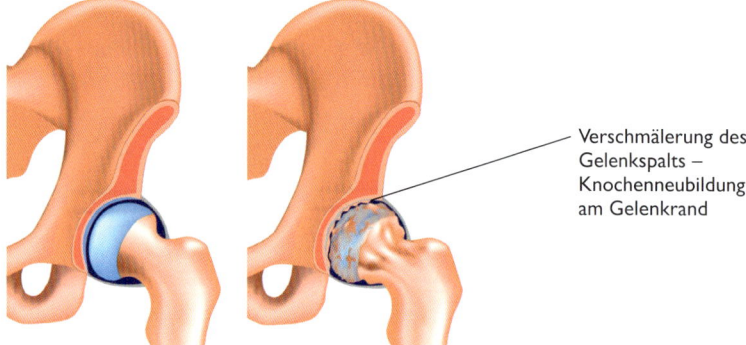

Verschmälerung des
Gelenkspalts –
Knochenneubildung
am Gelenkrand

Hier erkennt man
die Coxarthrose
an der Verschmäle-
rung des Gelenk-
spalts und an einer
Verdichtung der
Knochenstruktur im
Belastungsbereich.

Arthrose – eine Volkskrankheit, die nach Herz-Kreislauf-Erkran-
kungen an zweiter Stelle als Ursache dauernder Arbeitsunfähigkeit
gereiht werden kann.

Der Begriff Arthrose setzt sich aus dem griechischen Wort „ar-
thron" (= Gelenk) und „ose" (= Abnützungserscheinungen) zusammen. Arthrosen betreffen Frauen genauso wie Männer und treten
vermehrt im zunehmenden Lebensalter auf. Arthrotische Veränderungen zeigen sich bereits ab dem zweiten oder dritten Lebens-
jahrzehnt. Solange weder Schmerzen noch Bewegungseinschränkungen spürbar sind, verläuft der Gelenkverschleiß unbemerkt.

Man schätzt, dass bereits jeder zweite 35-Jährige von Abnützungserscheinungen der Gelenke betroffen ist. Ab dem 40. Lebensjahr
sind Arthrosen bei fast allen Menschen in schwach oder auch stark
ausgeprägter Form im Röntgen erkennbar. Der Radiologe erkennt
die Coxarthrose (Hüftgelenksarthrose) an der Verschmälerung des
Gelenkspalts, an Knochenneubildungen am Gelenkrand oder im
Pfannengrund, an einer Verdichtung der Knochenstruktur im Belastungsbereich, an einer Deformation des Hüftkopfs oder aufgrund von
Zystenbildungen im Bereich des Hüftkopfes und der Hüftpfanne.

Als Hauptrisikofaktoren für die schleichende Hüftgelenksarthrose werden Alter, Geschlecht und genetische Veranlagung genannt. Faktoren, die ebenfalls zu dieser Erkrankung beitragen, aber durchaus veränderbar wären, sind Übergewicht, Mangel an körperlicher Bewegung und Muskelschwäche. Eine deutliche Gewichtsabnahme kann bei Übergewichtigen die Entstehung von Arthrose um bis zu 25 % reduzieren.

Aus medizinischen Studien geht hervor, dass für Frauen mit einem erhöhten BMI (Body Mass Index) von 30 kg/m² und darüber das Risiko für einen Gelenkersatz wesentlich größer ist als für Frauen mit einem BMI unter 22,5 kg/m². Der BMI ist daher ein bestimmender Faktor für die Entwicklung von Hüftgelenksarthrose. Er lässt sich folgendermaßen berechnen: BMI = Gewicht : (Größe in m)².

Beispiel: Eine Person mit einer Körpergröße von 174 cm und einem Körpergewicht von 63 kg hat daher einen BMI von 63 : (1,74 m)² = 20,8

Stark übergewichtige Frauen sind prädestiniert für Hüftgelenksarthrosen. Eine deutliche Gewichtsabnahme kann sich positiv auf die Entstehung von Arthrose auswirken.

> ↘ Der Gelenkknorpel besteht zu 2/3 aus Wasser.
> ↘ Mit zunehmendem Alter nimmt die Qualität der Knorpelzellen ab.
> ↘ Knorpelgewebe kann vom Körper alleine nicht ersetzt werden!
> ↘ Viele Knorpelschäden wären vermeidbar!

Entstehung von Hüftgelenksarthrosen

Bei der Hüftgelenksarthrose handelt es sich um eine degenerative Erkrankung des Gelenkknorpels, die Schmerzen, Schwellungen, Bewegungseinschränkungen sowie eine irreversible Deformierung der Gelenke verursachen kann. Es kommt zu einem Abrieb der Knorpelschicht, die im fortgeschrittenen Stadium fast zur Gänze fehlt und eine äußerst schmerzhafte Reibung von Knochen auf Knochen hervorruft (Hüftgelenkverschleiß). Dieser Verschleiß der Knorpeloberflächen von Hüftpfanne und Hüftkopf beginnt im obe-

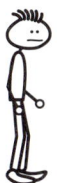

ren und seitlich gelegenen Gelenkareal und kann sich auf die gesamten Gelenkflächen ausbreiten.

Nicht jeder Knorpelschaden lässt sich eindeutig erklären. Es wird vermutet, dass am Beginn jeder Arthrose eine Entzündungsreaktion steht. Während sie im Frühstadium häufig unbemerkt und schmerzfrei verläuft, kommt es im Spätstadium durch Verformung des betroffenen Gelenks zu massiven Gelenkversteifungen. Der junge glatte, bläulich-weiß schimmernde Knorpel wird im Alter matt, rau und rissig und der darunterliegende Knochen verliert an Elastizität. Stoßdämpferfähigkeit und Druckbelastung lassen nach, und es kommt zu einem Verlust der wasserbindenden Proteoglykane, die von außen ersetzt werden können.

Arthrose kann im Anfangsstadium völlig unbemerkt und schmerzfrei verlaufen.

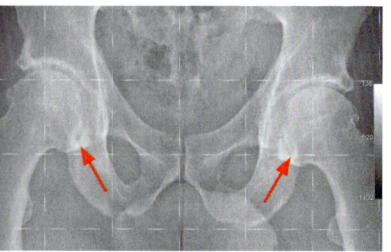

Coxarthrose im Röntgen

Übergewicht, altersbedingte Abnutzung oder schwere körperliche Arbeit (z. B. einseitiges schweres Heben) werden in vielen Fällen für die Hüftgelenksarthrose verantwortlich gemacht. Etwa ein Drittel aller Arthrosefälle geht auf das Konto von oft lange zurückliegenden Unfällen mit direkter oder indirekter Verletzung des Gelenks. Sportverletzungen, knorpelschädigende Gelenkoperationen, M. Perthes, Osteonekrose, entzündliche Arthritis, Infektionen, aber auch X-Beine oder eine O-Beinstellung der Kniegelenke können als Ursache für Arthrose genannt werden. X- und O-Beine sind leicht erkennbar an den einseitig abgetragenen Schuhen. Während bei Menschen mit X-Beinen die Innenkante der Schuhsohlen stärker abgerieben ist, betrifft es bei Menschen mit O-Beinen die Außenkante der Schuhsohlen. Entlastung kann durch das Tragen von Schuheinlagen bewirkt werden.

Bei angeborenen Fehlstellungen des Hüftgelenks (Hüftdysplasien), die zu Fehlbelastungen führen, müssen Menschen unterschiedlicher Gewichtsklasse, d. h. Schlanke genauso, an den Untergang ihres Knorpelgewebes denken.

Ebenso können bakterielle Infektionen, wenn Krankheitserreger über die Blutbahn zu unterschiedlichen Geweben, u. a. auch zu

Gelenken, geschleust werden, Arthrose verursachen. Weiters sollte man sich dessen bewusst sein, dass sich Bakterien auch über einen Einstich mit einer Nadel (Injektion ins Gelenk als Schmerztherapie) Zutritt zum Gelenk verschaffen und dieses entzünden können. Das betroffene Gelenk setzt sich unweigerlich zur Wehr. Vernichtungszellen werden ausgesendet, die aggressive Substanzen absondern, um die unliebsamen Bakterien zu vernichten. Das wiederum schadet der empfindlichen Knorpelsubstanz und es bildet sich ein Eiterherd im Gelenk, der knorpelschädigende Stoffe enthält und für den Gelenkverschleiß verantwortlich ist.

Hätten Sie gedacht, dass Zeckenbisse Auslöser für Gelenkbeschwerden sein können? – Zecken sind nicht nur als Überträger für die Hirnhautentzündung bekannt, sondern können nur wenige Tage nach dem Biss Gelenkentzündungen (Arthritis) hervorrufen, wobei das Kniegelenk als das am meisten betroffene Gelenk gilt. Doch Arthritis kann auch Arthrose verursachen!

Wenn der kranke Knorpel bis zum Knochen abgerieben ist (die Knorpelschicht kann sogar völlig verschwinden und eine „Knorpelglatze" bilden!), verschmälert sich der Gelenkspalt, der als Ort der Nährstoffversorgung und Abfallentsorgung bezeichnet wird. Dadurch wird nicht nur die wichtige Nährstoffversorgung eingeschränkt, sondern auch die Abfallentsorgung stark vermindert. Die Gelenkinnenhaut schickt nun spezielle Vernichtungszellen in den noch verbliebenen Gelenkspalt, die für die Verdauung und Entsorgung der abgeriebenen Gewebebruchstücke verantwortlich sind. Somit finden sich in der Gelenkflüssigkeit weniger Nährstoffe, sondern mehr Fress- bzw. Vernichtungszellen. Ist der „Gelenkmüll" beseitigt, kehrt wieder Ruhe im betroffenen Gelenk ein und Sie dürfen sich über eine schmerzfreie Phase bis zu einem erneuten Knorpelabrieb freuen.

Bei fortgeschrittener Hüftgelenksarthrose reiben die beiden Knochenenden aneinander, und Druck- und Stoßbelastungen können dann nicht mehr abgepuffert werden. Diese abgeriebenen Knorpel- und Knochenreste können die umgebende Gelenkinnenhaut entzünden und zum Teil schmerzhafte Gelenkblockaden auslösen.

Fehlbelastung, Übergewicht, altersbedingte Abnutzung, aber auch Keime und Entzündungen können Arthrose verursachen.

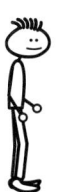

Mögliche Ursachen für Arthrose

↘ erbliche Disposition

↘ Fehlstellungen (Hüftgelenksdysplasien, Hüftgelenksluxation, X- oder O-Beine)

↘ Bewegungsmangel

↘ Übergewicht

↘ Überbelastungen (im Sport oder Beruf)

↘ Entzündungsvorgänge (z. B. rheumatoide Arthritis)

↘ Infektionen (verursacht durch Zecken, Bakterien oder Viren)

↘ Stoffwechselstörungen (z. B. Diabetes mellitus, Gicht, Arthritis)

↘ Hormonmangel (betrifft nur Frauen)

↘ Mikrotraumen (Kleinstverletzungen infolge Über- bzw. Fehlbelastungen); häufig bei Fußballspielern

↘ Unfälle mit Gelenkverletzungen und Knorpelbrüchen (z. B. unzureichend behandelte Bänderrisse)

Aufgrund dieser Entzündungsprozesse kommt es zur Erwärmung der Gelenke sowie zu Gelenksergüssen. Das Reiben von Knochen auf Knochen verursacht an den Knochenrändern sogenannte Knochenausziehungen (minderwertige Knochenzacken), die die Passform des betroffenen Gelenks verändern können und sich zu immer größer werdenden Knochenspangen entwickeln. Um diesen Verlust quasi zu kompensieren, wächst der Knochen als Abstützung um das kranke Gelenk herum und bildet knotenartige Ablagerungen. Eine Deformierung des Gelenks, Fehlstellungen und knotige Verdickung der betroffenen Gelenke sind die Folge.

Der Prozess vom Beginn des Knorpelschadens bis zur Arthrose kann unterschiedlich lange dauern (von wenigen Jahren bis zu einigen Jahrzehnten), und er kann auch ab einem gewissen Stadium stehenbleiben und nicht fortschreiten. Der Verlauf der Hüftarthrose ist also vielgestaltig.

Verloren gegangenes Knorpelgewebe kann jedoch nicht durch körpereigene Kraft wieder aufgebaut werden.

Beschwerdebild

Die ersten Anzeichen einer Hüftarthrose (Coxarthrose) sind an der Unbeweglichkeit (eingeschränkte Drehbeweglichkeit) im Hüftgelenk erkennbar, die zwangsläufig zu einseitiger Belastung führt. Für eine reibungslose und schmerzfreie Beugebewegung muss die

Position des Beckens stimmen und die Form von Hüftpfanne und Hüftkopf optimal aufeinander abgestimmt sein.

Insbesondere junge Sportler klagen aufgrund von fehlender Überdachung der Gelenkpfanne und eines entrundeten Gelenkkopfs über bewegungs- und stellungsabhängige Schmerzen in der Leistengegend, die infolge der steten Fehlbelastung chronisch werden können. Durch das Hineinzwängen des entrundeten Hüftkopfes in die enge Hüftpfanne wird dort der empfindliche Knorpel gesprengt. Massive Schmerzen sind die Folge.

Ein weiteres typisches Anzeichen für Arthrose ist der sogenannte Start- bzw. Anlaufschmerz, der rasch nach der ersten Bewegung bzw. Mobilisierung nachlässt. Diese Schmerzen in der Hüftgegend können stechend, brennend, drückend oder ziehend sein.

Der Belastungsschmerz in den Hüften und Knien bei längerem Gehen kann als weiteres mögliches Indiz für Arthrose genannt werden. Bei fortgeschrittener Knorpelabnutzung machen sich heftige Schmerzen schon nach einer kurzen zurückgelegten Wegstrecke bemerkbar und das Stiegensteigen („Ermüdungsschmerzen"), Ankleiden und Schuhebinden werden zur Qual. Bei einem Knorpelschaden kann es auch vorkommen, dass das Bein bei Bewegung plötzlich einsackt oder „auslässt" oder das Gelenk steckenbleibt und erst nach einer kurzen Pause wieder bewegt werden kann. Verantwortlich dafür sind komplizierte Reflexvorgänge im Gelenk, die nicht steuerbar sind.

Freie Gelenkskörper, die sich kurzfristig im Gelenk einklemmen können, können ebenfalls Beschwerden hervorrufen, die jedoch rasch wieder vergehen. In den meisten Fällen ist das Gelenk druckempfindlich und nimmt eine Schonhaltung ein (Entlastungshinken mit verkürzter Standbeinphase auf dem erkrankten Bein). Beim Gehen wird häufig der Fuß im Vergleich zur Gegenseite um 10–20 Grad nach außen gedreht (Außenrotation). Die Innenrotation des betroffenen Beines ist bereits in der Anfangsphase der Coxarthrose schmerzhaft. Knirschen, Knacken und Reiben im Gelenk sind typische Symptome einer Coxarthrose. Bei Entlastung des Gelenks, so

Typische Anzeichen sind Unbeweglichkeit, Startschmerz beim Beginn einer Bewegung und schließlich Belastungsschmerz und Ermüdung.

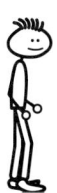

53

Bei Entlastung und in Ruhe verschwindet der Schmerz meist rasch.

auch in Ruhe oder in der Nacht, verschwindet der Schmerz rasch wieder. Ist dies nicht der Fall und der Schmerz dauert länger an, handelt es sich nicht um eine Arthrose, sondern möglicherweise um eine entzündliche Gelenkserkrankung, nämlich um Arthritis. Diese kann mittels Blutuntersuchung festgestellt werden.

Kommt es bei Arthrose dennoch zu Schmerzen in Ruhelage und in der Nacht, weist das auf eine Überlastung des Gelenks hin, die mit einer Schwellung, Überwärmung und Entzündung der Gelenkhaut einhergeht. Druckempfindlichkeit besteht in der Leistengegend und im Bereich des seitlichen Hüftknochens (Trochanter major). Von dort kann sie sich unter Umständen über die innere und vordere Seite des Oberschenkels bis zum Knie ausdehnen.

Ruhende Arthrose	Aktivierte Arthrose	Primäre Arthrose	Sekundäre Arthrose
Knorpelabrieb im Röntgen nachweisbar	Knorpelabrieb im Röntgen nachweisbar	langsam fortschreitend, nicht entzündlich	eher bei jüngeren Menschen (Dysplasie, Impingement etc.)
degenerative Prozesse verlaufen unbemerkt	degenerative Prozesse verlaufen merkbar	betrifft v. a. die stark beanspruchten Gelenke (Hüft-, Knie- und Handgelenk sowie die Wirbelsäule)	kann entstehen durch (Sport-)Verletzungen, Unfälle, Gelenkfehlstellungen, Stoffwechselstörungen (z. B. Diabetes) oder Infektionen (z. B. durch Zeckenbisse)
keine Entzündungszeichen	Entzündung des Gelenks	vermutlich genetisch/ erblich bedingt	häufig auch bei Frauen jenseits der Wechseljahre (hormonelle Veränderungen)
(fast) keine Schmerzen	Erwärmung des Gelenks		Einnahme von Hormonen nach dem Wechsel (Hormonersatztherapie) reduziert in der Regel das Arthroserisiko
	Ergussbildung im Gelenk		
	Schwellung im Gelenk		
	Schmerzen auch in Ruhelage		

Arthrose äußert sich jedoch nicht immer durch Schmerzzustände. Arthrose ist daher nicht gleich Arthrose! So kommt es vor, dass Menschen mit stark arthrotischen Hüftgelenken Tennis spielen, während andere mit einer leichten Hüftgelenksarthrose sich kaum noch schmerzfrei bewegen können. Es ist allerdings auch in diesen Fällen zu erwarten, dass mit dem Fortschreiten des Abnutzungsprozesses früher oder später Schmerzen auftreten werden.

Behandlungsmöglichkeiten

Arthrose ist heilbar, allerdings nur bedingt. Früher oder später trifft die Krankheit jeden von uns. Prävention durch Bewegung ohne Überbelastung kann in vielen Fällen das Krankheitsrisiko vermindern und den Krankheitsverlauf deutlich verbessern bzw. verlangsamen. Kommen Sie aus dem Teufelskreis heraus und versuchen Sie das entzündete Gelenk zu bewegen und nicht zu schonen, auch wenn es schmerzempfindlich ist!

Die beste Prävention lautet daher: Richtige Belastung am richtigen Ort und im richtigen Moment.

Arthrose im Hüftgelenk wäre in vielen Fällen durchaus vermeidbar, insbesondere bei Menschen mit Übergewicht. Denn Übergewicht ist eine Last für die Gelenke! Jedes Kilogramm zu viel belastet die Gelenke zusätzlich. Wenn dieses Übergewicht auch postoperativ beigehalten wird, ist nicht nur mit einem schlechteren Heilungsprozess, sondern auch mit einer kürzeren Lebensdauer einer Hüftprothese zu rechnen. Wenn Sie Ihren Körper jahrelang mit Übergewicht belasten, ist mit einer Überdehnung der Gelenkbänder zu rechnen, wodurch die straffe Bandführung der Gelenke nicht mehr gewährleistet ist.

Die Beweglichkeit im Hüftgelenk kann mit gezielter Bewegungsschulung zumindest teilweise wieder zurückgewonnen werden. Die Belastung kann dann auf unversehrte Knorpelareale gelenkt werden. Bitte beachten Sie, dass sich Gelenke sehr langsam re-

> Bewegung ohne Überlastung wirkt schmerzlindernd!

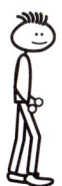

55

generieren und mit einem Heilungsprozess von mindestens drei Monaten zu rechnen ist. Der Heilungsprozess bei Muskeln beträgt drei Wochen, bei Sehnen sechs Wochen. Wird das erkrankte Gelenk zu früh wieder beansprucht und belastet, verzögert sich der Heilungsprozess. Gönnen Sie sich eine angemessene Schonfrist und steigern Sie langsam aber stetig die Belastung auf das betroffene Gelenk.

Der Schwerpunkt der konservativen Therapiekonzepte liegt auf der medikamentösen Hemmung der Entzündungsreaktionen und auf der Viskosupplementation (Injektion von Gelenkschmiere). Entzündungshemmende Mittel (Paracetamol, Diclofenac etc.) können hochwirksam sein, sollten aber nicht eigenmächtig auf Dauer eingenommen werden, da sie Magen-Darm-Probleme verursachen und einzelne Organe (Herz, Leber, Niere) belasten können. Eine höhere Dosierung sollte nur zeitlich beschränkt und zusammen mit einem Magenschutz verabreicht werden.

Entzündungshemmer und Gelenksinjektionen gegen Arthrose

Bei der Viskosupplementation wird mittels Spritze Hyaluronsäure in das arthrosegeschädigte Gelenk eingebracht, um dieses zu schmieren und wieder als Stoßdämpfer einsetzen zu können.

Die Behandlung mit dieser sogenannten „Gelenkschmiere" kann zu einer nachhaltigen Beschwerdereduktion führen und die Gelenkbeweglichkeit entscheidend verbessern. Das Wirkprinzip beruht auf einer Reduktion von Entzündungszellen, einer Anregung der Knorpelzellen und der Schleimhautzellen, Matrix bzw. Hyaluronsäure zu produzieren. Da die Hyaluronsäure im arthrotischen Gelenk wesentlich rascher abgebaut wird als im gesunden Gelenk, kann sie unbedenklich wiederholt verabreicht werden.

Anhand von klinischen Studien konnte festgestellt werden, dass die Hyaluronsäure-Derivate durchschnittlich lediglich 10 bis 20 Stunden im Körper nachweisbar sind. Die schmerz- und entzündungshemmende Wirkung dieser Substanz kann jedoch über einen längeren Zeitraum (mehrere Monate) anhalten und das Fortschreiten der Krankheit verzögern.

Es werden – anhängig vom Schweregrad der Hüftarthrose – drei bis fünf Injektionen in wöchentlichen Abständen verabreicht. Eine Wiederholung dieser Behandlung in halb- oder ganzjährigen Intervallen ist möglich. Diese Injektions-Therapie wird in der Regel von den Patients gut angenommen, weil sie klinisch effektiv ist und abgesehen von vereinzelt auftretenden vorübergehenden Reizerscheinungen kaum Nebenwirkungen hat und komplikationsarm ist. Einschränkend muss allerdings bemerkt werden, dass es auf den Grad der Gelenkabnützung ankommt.

Begleitend können auch Nahrungsergänzungsmittel eingenommen werden. Manche werden oft in den Medien als „Wunderkuren" angepriesen, obwohl dazu keine Nachweise durch Untersuchungen vorliegen. Schaden können sie in seltenen Fällen anrichten.

> In den nächsten Jahren werden alleine in den Industriestaaten über 40 Millionen Patienten mit Knorpelschäden erwartet!

Da die entzündlichen Prozesse im Gelenk nicht aktiv beeinflusst und die Freisetzung der schädlichen freien Radikalen nicht verhindert werden können (bei Entzündungen werden freie Radikale gebildet), bedarf es einer Therapie zur Schadensbegrenzung im Gelenk sowie der Unschädlichmachung aggressiver Angreifer. Hier kann Abhilfe geschaffen werden durch die beiden hochwirksamen Radikalfänger Vitamin E oder Vitamin C, wobei Vitamin E entzündungshemmende und gelenkschützende Eigenschaften hat und Vitamin C für den Kollagenaufbau sorgt. Vitamin E wird von Vitamin C wiederverwertet, d. h. die Gesamtwirkung ist größer als die Summe der Einzelwirkungen beider Vitamine.

> Unterstützung durch Vitamin C und E

Nicht nur Vitaminprodukte, sondern auch reine Gelatine, Ingwer, Weidenrindenextrakte, Pflanzenextrakte (als Tees), Schwefellieferanten oder verschiedene Extrakte aus Muscheln oder Haifischknorpeln finden Anwendung bei Knorpelschäden und gelten als seriöse Bio-Produkte. Man muss jedoch hinzufügen, dass wissenschaftliche Beweise dazu fehlen, auch wenn ihnen Schmerzlinderung, Entzündungshemmung und eine Verlangsamung des Knorpelverschleißes nachgesagt werden.

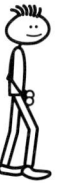

Glucosamin und Chondroitinsulfat wirken entzündungshemmend, schmerzstillend und regen die Produktion von Knorpelzellen an.

Ist ein Gelenk arthrotisch, kommt es zu einem Verlust der wasserbindenden Proteoglykane, die von außen, z. B. durch Knorpelaufbautabletten mit Glucosamin und Chondroitinsulfat, ersetzt werden können. Glucosamin wird vom Körper gut aufgenommen, gelangt rasch ins Knorpelgewebe, wirkt entzündungshemmend und schmerzstillend und regt die Knorpelzellen zur Bildung von Kollagen und Knorpelstoffen an. Chondroitin wird über tierische Nahrung aufgenommen, da sich dieser Stoff im Knorpelgewebe von Tieren befindet. Es sorgt für die ausreichende Wassereinlagerung in den Knorpel, damit dieser seine Stoßdämpferfähigkeit nicht verliert. Die Nährstoffversorgung wird verbessert und die Bildung von Knorpelzellen wird angeregt.

Da Glucosamin und Chondroitinsulfat von der Struktur her den körpereigenen Knorpelstoffen sehr ähnlich sind, gelten sie als wertvolle knorpelaufbauende und knorpelschützende Präparate, die – je früher zugeführt – geschädigte Knorpel regenerieren können. Zudem können sie problemlos über mehrere Jahre hinweg eingenommen werden, da sie nahezu keine Nebenwirkungen aufweisen. Die positive Wirkung dieser Präparate stellt sich nicht sofort ein, sondern bedarf einer längeren Einnahme. Auf der anderen Seite hält die entzündungshemmende, schmerzstillende und gelenkabschwellende Wirkung auch Wochen bis Monate nach dem Absetzen dieser Therapie an.

Gute symptomatische Wirkung und Schmerzlinderung werden mit der physikalischen Therapie oder mit Bewegungsübungen im Wasser erreicht. Ziel ist, die Mobilität der Gelenke auch bei Schmerzen möglichst lange erhalten zu können. Zur Entlastung eines schmerz-

Unterschiede zwischen Arthrose und Arthritis

Arthrose	Arthritis
beginnt ab dem 30. Lebensjahr	beginnt ab dem 25. Lebensjahr
betrifft Frauen und Männer gleichermaßen	betrifft bevorzugt Frauen
betrifft meistens nur ein Gelenk	betrifft meistens mehrere Gelenke
betrifft zumeist das Knie- und Hüftgelenk	betrifft anfangs Fingergelenke, in weiterer Folge können jedoch alle Gelenke betroffen sein
Folge der Gelenkabnützung	Ursache der Gelenkabnützung
Rheumafaktor negativ	Rheumafaktor positiv
keine allgemeinen Begleiterscheinungen	begleitet von fieberhaften Zuständen, Müdigkeit und Appetitlosigkeit

haften Hüftgelenks kann auch eine Stützkrücke, die auf der nicht belasteten Seite geführt wird, dienen.

Immer häufiger setzen Chirurgen die Gelenkspiegelung (Arthroskopie) als Operationsmethode zur Linderung der Schmerzen ein. Mittels schonender, minimal invasiver Arthroskopie können freie Gewebeteilchen im Gelenk entfernt, knöcherne Wucherungen am Kopf des Oberschenkels oder in der Hüftpfanne mithilfe einer kleinen Fräse abgetragen und entstandene Knorpelschäden durch Glättung behandelt werden.

Weitere Informationen über die Arthroskopie erhalten Sie im Kapitel „Hüftarthroskopie" (S. 88 ff.).

Da das Knorpelgewebe kein totes Gewebe ist, sind Knorpelschäden therapierbar!

Hüftkopfnekrose –
keine Frage des Alters!

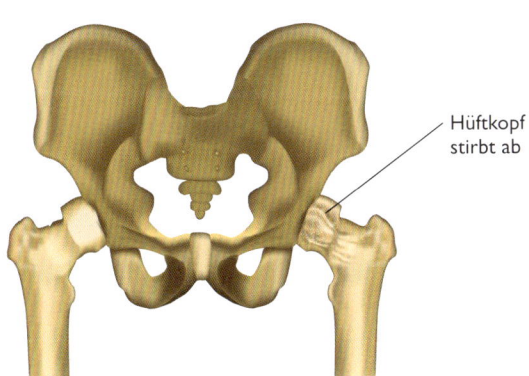

Hüftkopf stirbt ab

Wenn unterhalb des Knorpels das Knochengewebe des Hüftkopfes stellenweise abstirbt und dadurch die Gelenkfläche einbricht, spricht man von einer Hüftkopfnekrose.

Die Hüftkopfnekrose ist eine schwere Knochenerkrankung des Hüftgelenks. Dabei kommt es im tragenden Bereich des Hüftkopfes unterhalb des Knorpels zu einer Zerstörung des knöchernen Oberschenkelkopfes, weil stellenweise Knochengewebe abstirbt, also nekrotisch wird (griechisch nekros = abgestorben). Im fortgeschrit-

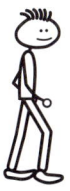

tenen Stadium bricht die Gelenkfläche ein, und der Knorpel und damit auch die Gelenkbeschaffenheit werden dabei sehr stark in Mitleidenschaft gezogen.

Die Hüftkopfnekrose des Erwachsenen zählt zu den typischen Zivilisationserkrankungen, an der jährlich mehrere tausend Menschen zwischen dem 35. und dem 45. Lebensjahr (vermehrt Männer) erkranken. Sie stellt daher kein spezifisches Problem des Alters dar. Die Lebensqualität ist jedoch durch den absterbenden Hüftkopf zum Teil stark eingeschränkt.

Es wird zwischen der primären (idiopathischen) und der sekundären Hüftkopfnekrose unterschieden.

Entstehung von Hüftkopfnekrosen

Die Versorgung des Hüftkopfes mit Blut erfolgt vom Schenkelhals aus über eine individuell angelegte Arterie. Kommt es zu einer Minderdurchblutung des Hüftkopfes, führt dies zum Absterben von Knochenzellen, ohne dass eine Infektion des Hüftgelenkes vorliegt. Betroffen davon sind Teile des Hüftkopfbereiches und/oder der gesamte Hüftkopf.

Eine Minderdurchblutung des Hüftkopfes bewirkt ein Absterben der Knochenzellen.

Die Folgen dieser Mangelversorgung des Hüftknochens mit Sauerstoff sowie Nähr- und Mineralstoffen sind gravierend, denn das abgestorbene Hüftknochengewebe kann diese natürlichen Prozesse nicht mehr aufrechterhalten. So ist im Endstadium einer Hüftkopfnekrose, wenn nicht frühzeitig stadiengerecht behandelt wurde, häufig zusätzlich mit einer Coxarthrose (Hüftgelenksarthrose) zu rechnen.

Die Ursache der Hüftkopfnekrose ist nicht ganz eindeutig. Sie tritt gehäuft bei Menschen mit zu hohen Blutfettwerten auf und kann auf übermäßigen Alkohol- und Nikotingenuss sowie auf eine langjährige Einnahme von Kortisonpräparaten oder auf eine Zytostatika-Therapie, verabreicht bei bösartigen Tumorerkrankungen, zurückgeführt werden. Als weitere häufige Ursachen beim

Erwachsenen werden Unfallverletzungen mit Schädigung der Hüftkopfgefäße, strahlungsbedingte Schädigung des Hüftkopfes, stoffwechselbedingte Durchblutungsstörungen des Hüftkopfes (erhöhte Gallensäure oder Blutzuckerwerte bei Diabetes mellitus), Nierenerkrankungen, Gerinnungsstörung oder Blutzelltumore genannt.

Die Ursachen sind nicht ganz geklärt; Alkohol, Nikotin, bestimmte Medikamente, aber auch Nierenerkrankungen und Durchblutungsstörungen können Auslöser sein.

Beschwerdebild

Im frühen Stadium einer Hüftkopfnekrose werden ziehende Schmerzen in der Leistengegend sowie plötzlich einschießende Schmerzen in diesem Bereich beschrieben.

Charakteristisch für die ausgeprägte Hüftkopfnekrose sind langsam zunehmende Schmerzen in der Leistengegend, die sich bei einem Bruch der Gelenkfläche besonders belastungsabhängig verhalten. Zudem klagen die Betroffenen über mäßige, überwiegend schmerzbedingte Bewegungseinschränkungen des Hüftgelenks in unterschiedliche Richtungen. Häufig ist die Beweglichkeit bei Innendrehungen eingeschränkt.

Die Beschwerdesymptomatik wechselt häufig aufgrund von Belastungen und Reizzuständen des Gelenkes. Die Schmerzen können intervallartig im Bereich der Leistengegend und im Gesäß auftreten und bis in den Oberschenkel oder das Knie hinein ausstrahlen. Im fortgeschrittenen Stadium treten auch Ruhe- und Kreuzschmerzen auf.

Untersuchungskriterien bei einer Hüftkopfnekrose sind die Überprüfung der Beweglichkeit und das Bewegungsgefühl des Hüftgelenks, der schmerzenden Stellen am Hüftgelenk, der Muskelkraft der umgebenden Muskulatur und des Gangbildes.

Mithilfe von Röntgenbildern und der Magnetresonanztomographie (MRT) kann die Hüftkopfnekrose eindeutig diagnostiziert werden.

Hüftkopfnekrosen sind mittels Röntgen und MRT nachweisbar.

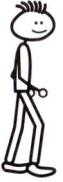

Behandlungsmöglichkeiten

Das Ziel der Therapie bei der Hüftkopfnekrose ist die Verminderung der Beschwerden sowie die Erhaltung der Gelenkfläche des Hüftkopfes.

Je weniger die Knochennekrose fortgeschritten ist, umso besser stehen die Chancen auf Linderung der Beschwerden und sogar auf Heilung. Beim Erwachsenen kann im Gegensatz zur kindlichen Hüftkopfnekrose (M. Perthes) keine Selbstheilung erfolgen. Eine selbstständige Reparatur der Knochennekrose mittels konservativer Behandlung ist eher unwahrscheinlich.

Im Frühstadium sind Behandlungs- und Heilungschancen deutlich besser.

Als mögliche Therapiemaßnahmen stehen neben der Schonung durch Sportkarenz und der Ruhigstellung des Hüftgelenks (Verwendung von Stützkrücken) hyperbare Sauerstofftherapie oder Physiotherapie als konservative therapeutische Maßnahmen im sehr frühen Stadium zur Verfügung. Bei starken Schmerzen werden schmerzstillende Medikamente verabreicht.

Eine weitere Behandlungsmöglichkeit besteht in der operativen Hüftkopfanbohrung, durch die eine verbesserte Durchblutung des nekrotischen Areals erreicht werden kann. Bei diesem risikoarmen Eingriff werden die nekrotischen Bezirke mit mehreren kleinen Bohrlöchern von nur wenigen Millimetern Durchmesser versehen. Damit wird versucht, den Hüftknochen von dem erhöhten Druck zu entlasten und gleichzeitig einen Reiz zu setzen, der die Bildung neuer Blutgefäße ankurbeln soll. Dies gelingt nur unter der Voraussetzung, dass die Gelenkflächen noch nicht eingebrochen sind. Die Operation erfolgt in Voll- oder Teilnarkose und dauert zwischen 20 und 45 Minuten. Meist ermöglicht die Operation ein Nachlassen der Beschwerden sowie einen (vorübergehenden) Stillstand des nekrotischen Prozesses.

Als letzte therapeutische Maßnahme, wenn die Entlastungsbohrung nicht den gewünschten Behandlungserfolg gebracht hat und Hüftoperationen mit Knochen oder Knorpelknochentransplantation oder Osteotomien nicht mehr sinnvoll sind, wird bei eingebrochenem Hüftkopf die Implantation eines künstlichen Hüftgelenks empfohlen.

Da diese Hüftgelenkserkrankung individuell unterschiedlich verläuft, können Krankheitsverlauf und Operationserfolg nicht verlässlich vorausgesagt werden. Es kommt aber vor, dass die Hüftkopfnekrose auch zum Stillstand kommen und erst später wieder fortschreiten kann.

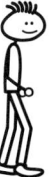

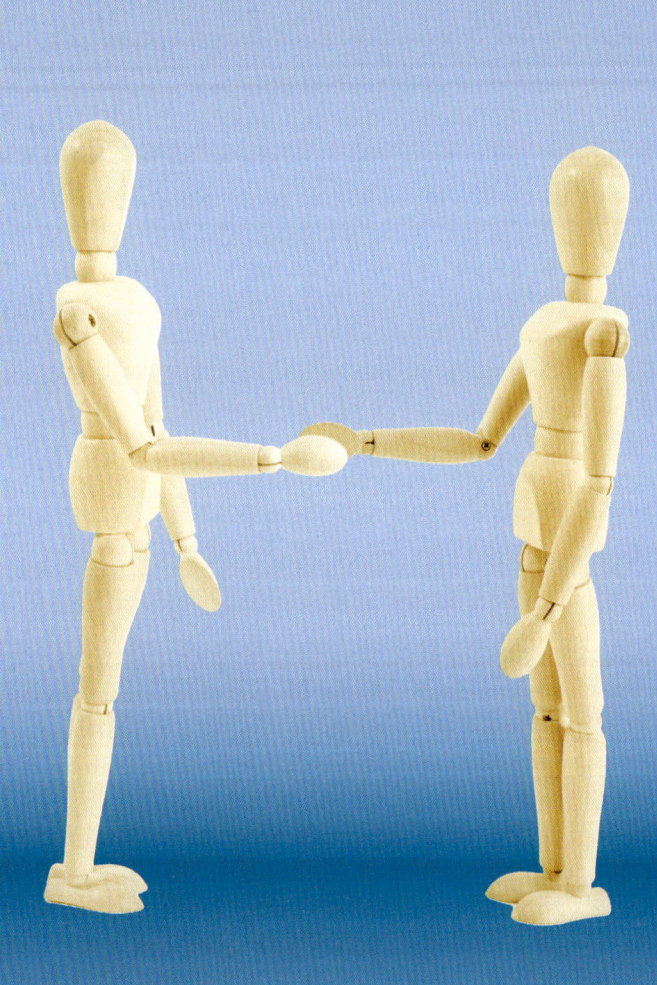

Was macht der Arzt?
Der Weg zur Diagnose

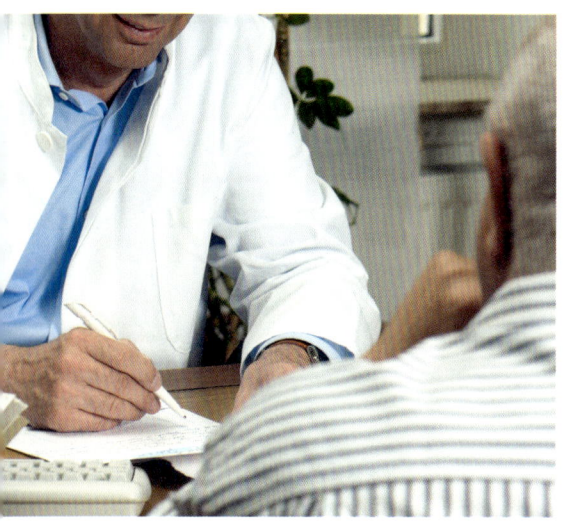

Lang andauernde, immer wiederkehrende, bohrende, ziehende oder stechende Schmerzen in der Hüftgegend, die das Leben zur Qual machen, bringen auch den größten Helden irgendwann in eine Arztpraxis. Dort findet eine fachärztliche Untersuchung statt, bei der die Ermittlung der Schmerzursache sowie eine erste Behandlung zur Schmerzstillung im Vordergrund stehen. Bildgebende Verfahren wie Röntgenuntersuchung, Magnetresonanztomografie und Computertomografie, die hier etwas detaillierter beschrieben werden, unterstützen den Arzt dabei.

Klinische Untersuchung –
der erste Eindruck

Am Anfang jeder fachärztlichen Untersuchung steht die ausführliche Befragung des Patienten über etwaige (Sport-)Verletzungen und Unfälle, über Erkrankungen (auch frühere Hüftgelenkserkrankungen) und familiäre Vorbelastungen sowie über bisherige Behandlungen. Aus diesem **Anamnesegespräch** bekommt der Arzt wichtige Hinweise für die Erstellung der Diagnose.

Ein ausführliches Anamnesegespräch hilft bei der Diagnoseerstellung.

Weitere Aufschlüsse erhält er über die Schmerzanamnese, d. h. wo (Lokalisation) wann (in Ruhe oder bei Belastung) welche Art der Schmerzen in welcher Intensität und Häufigkeit auftreten. Ein Schmerz, der sich langsam aufbaut, am Morgen stärker ist und nach einigen zurückgelegten Schritten abklingt, weist zumeist auf eine Abnützungs- oder auch auf eine Tumorerkrankung hin, während ein akut auftretender Schmerz für eine entzündliche Erkrankung spricht.

Zur ärztlichen Bestandaufnahme zählen auch **Tastuntersuchungen (Palpationen)**, bei denen die schmerzende/n Stelle/n lokalisiert und das betroffene Gelenk auf seine Funktionsfähigkeit überprüft werden. Die typischen Hüftschmerzen treten in der Leistengegend oder zwischen Leiste und seitlichem Hüftareal (Trochanter major) auf und können bohrend, stechend, ziehend oder drückend sein.

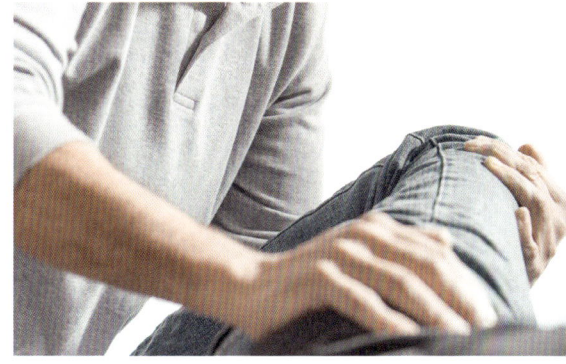

Ist ein Gelenk oder ein Muskel in seiner Funktion gestört bzw. geschwächt, müssen Nachbargelenke oder -muskeln diese Schwachstelle kompensieren, was Beschwerden verursachen kann. Da Hüftschmerzen auch auf Probleme im Lendenwirbelsäulenbereich zurückgeführt werden können (z. B. bedingt durch einen Bandscheibenvorfall), müssen die Wirbelsäule und deren Muskulatur zur genauen Abklärung in die Palpation miteinbezogen werden.

Die entscheidenden Fragen für die Therapie sind, ob der Patient noch ohne Schmerzmittel auskommt, ob er zu Fuß gehen und Einkäufe erledigen kann und ob er hinkt und Gehhilfen benötigt. Nicht unwichtig zu wissen ist, ob er Sport betreiben und seiner beruflichen Tätigkeit vollständig nachgehen kann **(Grad der Funktionseinschränkung)**.

Zur **Analyse des Gangbildes,** das dem Facharzt weitere wichtige Hinweise gibt, wird der Patient ersucht auf- und abzugehen. Abweichungen vom normalen Gangbild sowie Einschränkungen der Beweglichkeit sind auf diese Art und Weise rasch erkennbar.

Zusätzliche Informationen erhält der behandelnde Arzt über die Überprüfung des Beckenstands sowie über die Beinlängenmessung. Eine Beinlängendifferenz geht mit einem Beckenschiefstand einher, der für die Entstehung einer Hüftgelenksarthrose verantwortlich sein kann.

Können Sie schmerzfrei gehen? Brauchen Sie eine Gehhilfe? Haben Sie Ruheschmerzen? Können Sie Sport betreiben – mit oder ohne Einschränkung?

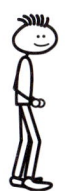

Schmerzen im Hüftgelenksbereich können auch andere Ursachen haben. Zu den häufigsten Differenzialdiagnosen zählen Gelenk- und Schleimbeutelentzündungen, Nervenwurzelreizungen der Wirbelsäule, bakterielle Infektionen des Hüftgelenks, Reizungen des kleinen Gesäßmuskels, Tumore oder Metastasen, Durchblutungsstörungen im Becken- und Leistenbereich, Hüftkopfnekrose (Absterben von Gewebe) oder eine schleichende Ermüdungsfraktur bei Osteoporose.

Zur Abklärung bzw. Bestätigung der Diagnose bedient sich der Mediziner der gängigsten bildgebenden Verfahren und überweist seine Patienten zum Röntgen, zur Computertomografie oder zur Magnetresonanztomografie.

So können Sie Ihren Schmerz besser beschreiben

Anlaufschmerz	Belastungsschmerz	Ruheschmerz
Schmerzempfinden wie ein „eingerostetes" Gelenk nach dem Sitzen oder Liegen	Schmerzen aufgrund von Überbelastung	tritt in Ruhelage auf
das Gelenk „läuft" sich nach ein paar Schritten ein	Je länger die Schmerzen andauern, umso fortgeschrittener ist die Arthrose	tritt häufig nachts auf
		tritt nach starker körperlicher Belastung auf

Grad der Knorpelschädigung

Grad 1	Der Knorpel ist erweicht, aber nicht ausgedünnt.
Grad 2	Im erweichten Knorpel befinden sich Rillen.
Grad 3	Es befinden sich Knorpelkrater im Knorpel, der darunterliegende Knochen ist noch nicht davon betroffen.
Grad 4	Knorpelschäden, bei denen auch der Knochen frei liegt bzw. bereits geschädigt ist.

Bei der Schmerzanamnese sind folgende Informationen von Ihnen für den Arzt wichtig:

↘ Schmerzlokalisation (wo? Z.B. in der Leistengegend, am seitlichen Hüftknochen, ausstrahlend in die Innenseite des Oberschenkels bis zum Kniegelenk etc.)

↘ Schmerzbeginn (akut oder chronisch?)

↘ Schmerzcharakter (Anlauf-, Ruhe- oder Belastungsschmerz?)

↘ Schmerzprovokation (Schmerzen beim Stiegensteigen, bei extremer Hüftstreckung …)

↘ Schmerzintensität (leicht, mittel, stark – mit/ohne Medikamenteneinnahme)

Röntgen – für einen guten Überblick über den Gelenkzustand

Bei dieser Untersuchungsmethode werden Körpergewebe, Knochen und Muskeln durchleuchtet. So werden für den Arzt Knochenbrüche und Veränderungen innerer Organe und Strukturen erkennbar. Zur Vermeidung unnötiger Strahlenbelastung dienen Bleiabdeckungen, die während der Röntgenuntersuchung empfindliche Körperteile, die nicht zu untersuchen sind, schützen sollen. Der Patient liegt, sitzt oder steht bei der kurzen Röntgenaufnahme und sollte zwecks scharfer Aufnahme jegliche Bewegung vermeiden.

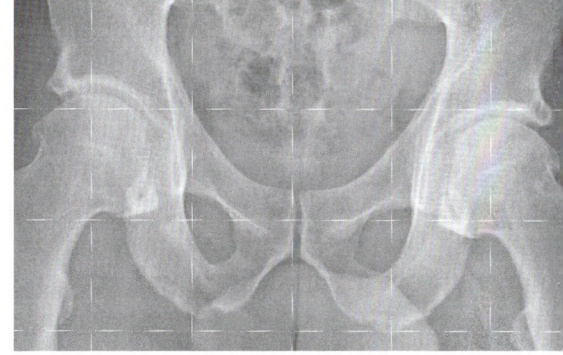

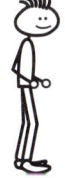

Die von einem Röntgenapparat erzeugten „ionisierenden Strahlen" dringen unsichtbar und schmerzlos in den Körper ein. Sie sind für den Patienten schonend und nicht vergleichbar mit radioaktiven Strahlen, da sie sofort aus dem Körper verschwunden sind, sobald das Röntgengerät abgeschaltet wird. Auf der dem Röntgenapparat gegenüberliegenden Seite wird eine Platte aufgelegt und die Röntgenstrahlen, die nicht absorbiert wurden, erzeugen darauf ein Abbild. Abhängig von der Dichte des untersuchten Gewebes sind auf dem Röntgenbild helle bis dunkle Strukturen erkennbar. Während strahlendurchgängiges Gewebe wie z. B. die Lunge geschwärzt erscheint, werden Knochen als helle Gewebeschatten dargestellt. Obwohl es mittlerweile bereits wesentlich modernere Untersuchungsmethoden zur Evaluierung von Gelenkserkrankungen gibt, nimmt die Röntgenuntersuchung in der Orthopädie nach wie vor einen beachtlichen Stellenwert ein. Sie dient unter anderem als standardisierte Untersuchung zur Erfassung und Verlaufskontrolle krankhafter knöcherner Erkrankungen des Hüftgelenks.

Das Röntgen ist bereits über 100 Jahre alt, aber noch immer nicht veraltet!

Aktuelle Röntgenbilder geben Auskunft über den Gelenkzustand (z. B. Fehlstellungen, Dysplasien), den Schweregrad des Gelenkverschleißes und über die Qualität der Knochen (z. B. Knochentumoren, Osteoporose). Erkennbar sind die kalkreichen Knochen sowie der Gelenkspalt, nicht aber Muskeln und Sehnen.

Da mittels Röntgenuntersuchung die typischen Arthrosezeichen wie eine Verschmälerung des Gelenkspalts, nicht zueinander passende Gelenkflächen, Sklerosierungen unterhalb des Knorpels, Bildung von Knochenausläufern (Osteophyten) und Geröllzysten (mit Flüssigkeit gefüllte Hohlräume im Knochen) sowie eine Deformierung des Gelenks feststellbar sind, wird dieses kostengünstige Verfahren weiterhin zur Diagnostik der Arthrose in Anspruch genommen.

Computertomografie –
noch aufschlussreicher?

Die Computertomografie (CT) gilt als Weiterentwicklung des herkömmlichen Röntgenverfahrens. Sie wird seit den frühen 1970er-Jahren eingesetzt und zählt zu einem der wertvollsten Diagnoseverfahren der Radiologie, das heute aus Klinik und Praxis nicht mehr wegzudenken ist.

Während man beim „klassischen" Röntgen lediglich zweidimensionale Bilder erhält, entstehen bei der Computertomografie mehrere Schnittbilder („tome" kommt aus dem Altgriechischen und bedeutet „Schnitt"), die ein Computer in dreidimensionale Abbildungen umwandelt. Damit können nicht nur unterschiedliche Krankheiten festgestellt, sondern auch die Lage und Ausdehnung dieser krankhaften Veränderungen bestimmt werden.

Das Verfahren, bei dem der Patient in einem ringförmigen Gerät liegt, liefert von nahezu allen Körperregionen und Geweben präzise Bilder. Die Dauer der Untersuchung hängt von der Leistung des Geräts, der Fragestellung und der zu untersuchenden Körperregion ab, und kann 30 Sekunden bis etwa drei Minuten betragen.

Im Bereich der Hüfte und des Beckens ist die Abbildungsmöglichkeit in der axialen Ebene von großer Bedeutung: Verschobene knöcherne Strukturen, deren Lagebeziehung zueinander und die Situation des Knochens unterhalb eines Knorpelschadens können sehr detailliert dargestellt werden. Ein CT ist notwendig, wenn Operationen anstehen, um möglichst ausführliche Informationen dafür zu erhalten. Nachteilig bei dieser bildgebenden Diagnostik sind die relativ hohe Strahlenbelastung sowie das teilweise begrenzte örtliche Auflösungsvermögen.

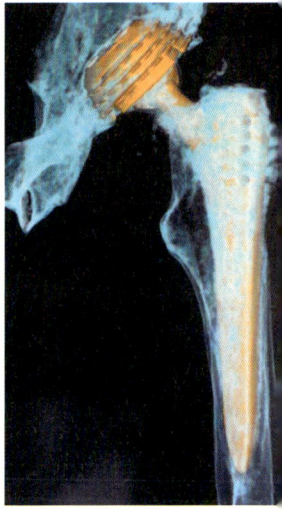

Der Knochen wurde durchsichtig (bläulich) dargestellt, um die Prothese zeigen zu können.

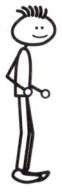

Magnetresonanztomografie –
der Weisheit letzter Schluss?

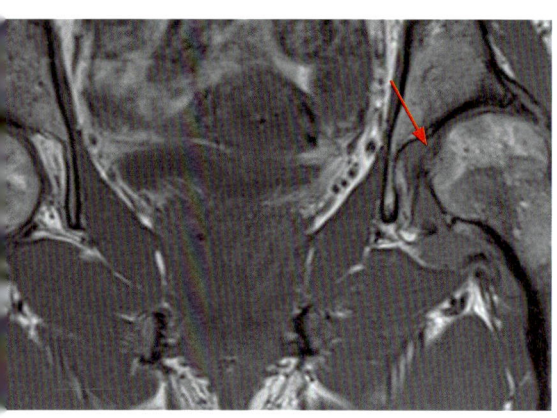

MR-Bild: linke Hüfte mit ausgeprägter Coxarthrose, Begleiterguss und Knochenmarködem

Die Magnetresonanztomografie, kurz MRT genannt, ist auch unter dem Namen Kernspintomografie bekannt. Mithilfe strahlungsfreier Magnetfelder und Radiowellen erhält man Schnittbilder des Körpers, die Aufschlüsse über den Gelenkknorpel und deren (frühe) Veränderungen geben. Lage, Größe und Stadium des Knorpelschadens sind damit gut darstellbar. Detailliertes Begutachten von Knochen, Knorpel, Bändern, Sehnen, der Gelenkinnenhaut sowie von Rissen, Spalt- und Kraterbildungen wird mittels dieser unschädlichen Methode möglich. Sie wird eingesetzt bei Verdacht auf Knorpel- und Meniskusschäden sowie bei Bänderrissen.

In Bezug auf das Hüftgelenk erhält man Informationen über Durchblutungsstörungen im Knochengewebe des Hüftkopfes und der Hüftpfanne sowie über strukturelle Veränderungen der Hüftkapsel und des umliegenden Knorpelgewebes.

Während der etwa 10- bis 30-minütigen Untersuchung sollte der Patient möglichst ruhig in der Röhre, in der ein Magnetfeld aufgebaut wird, liegen, da Bewegung die Qualität der Bilder beeinflussen kann. Dabei sollte möglichst gleichmäßig geatmet werden.

Seit einigen Jahren werden „offene" MRT-Geräte bzw. Geräte mit großen Röhren eingesetzt, sodass Beruhigungsmittel der Vergangenheit angehören. Was aber geblieben ist, sind die extrem lauten, dröhnenden Geräusche ähnlich einem Hämmern oder Bohren, die mit Kopfhörern oder einem Gehörschutz zwar etwas reduziert, aber dennoch sehr laut wahrgenommen werden. Patienten mit Herzschrittmachern und bestimmten Metallimplantaten dürfen sich einer solchen Untersuchung nicht unterziehen, da sich bestimmte Metalle erwärmen können und Herzschrittmacher sehr sensibel auf das Magnetfeld reagieren.

Die Untersuchung ist völlig schmerzfrei, aufgrund der Strahlenfreiheit nebenwirkungslos und daher auch bei Schwangeren möglich.

Laboruntersuchungen – sinnvolle Ergänzung?

Laboruntersuchungen alleine sind nicht sehr aussagekräftig, können jedoch weitere hilfreiche Aufschlüsse geben. Sie dienen in erster Linie zur Differenzialdiagnose, d.h. zur Abgrenzung von anderen Erkrankungen mit gleicher oder ähnlicher Symptomatik. Die Blutuntersuchung wird daher empfohlen, um zwischen Arthrose, entzündlichen Veränderungen und Stoffwechselveränderungen als Ursache von Gelenkbeschwerden unterscheiden zu können.

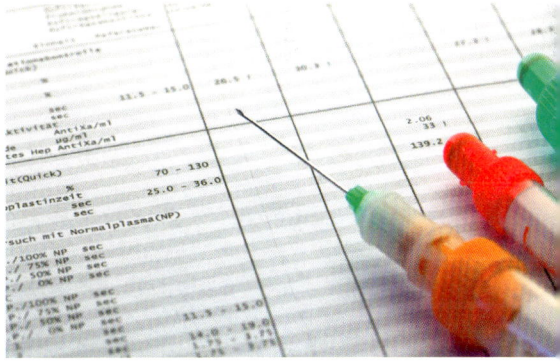

Das kleine Blutbild, bei dem die Anzahl der roten und weißen Blutkörperchen, die Größe der roten Blutkörperchen sowie der Blutfarbstoff bestimmt werden, dient dabei als Basisuntersuchung. Derzeit gibt es noch keine speziellen Parameter, die auf eine Arthrose hindeuten. Bestimmt wird in der Regel die Blutsenkungsgeschwindigkeit (BSG), die sich bei der primären Arthrose zumeist im Normbereich befindet. Bei der aktivierten Arthrose kann dieser Blutwert etwas erhöht sein. Zudem wird der Rheumafaktor evaluiert, der, sofern erhöht, auf eine rheumatoide Arthritis hindeutet. Anhand der Blutanalyse erhält man auch Hinweise auf Tumorerkrankungen, nicht aber auf arthrotische Veränderungen.

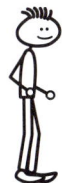

73

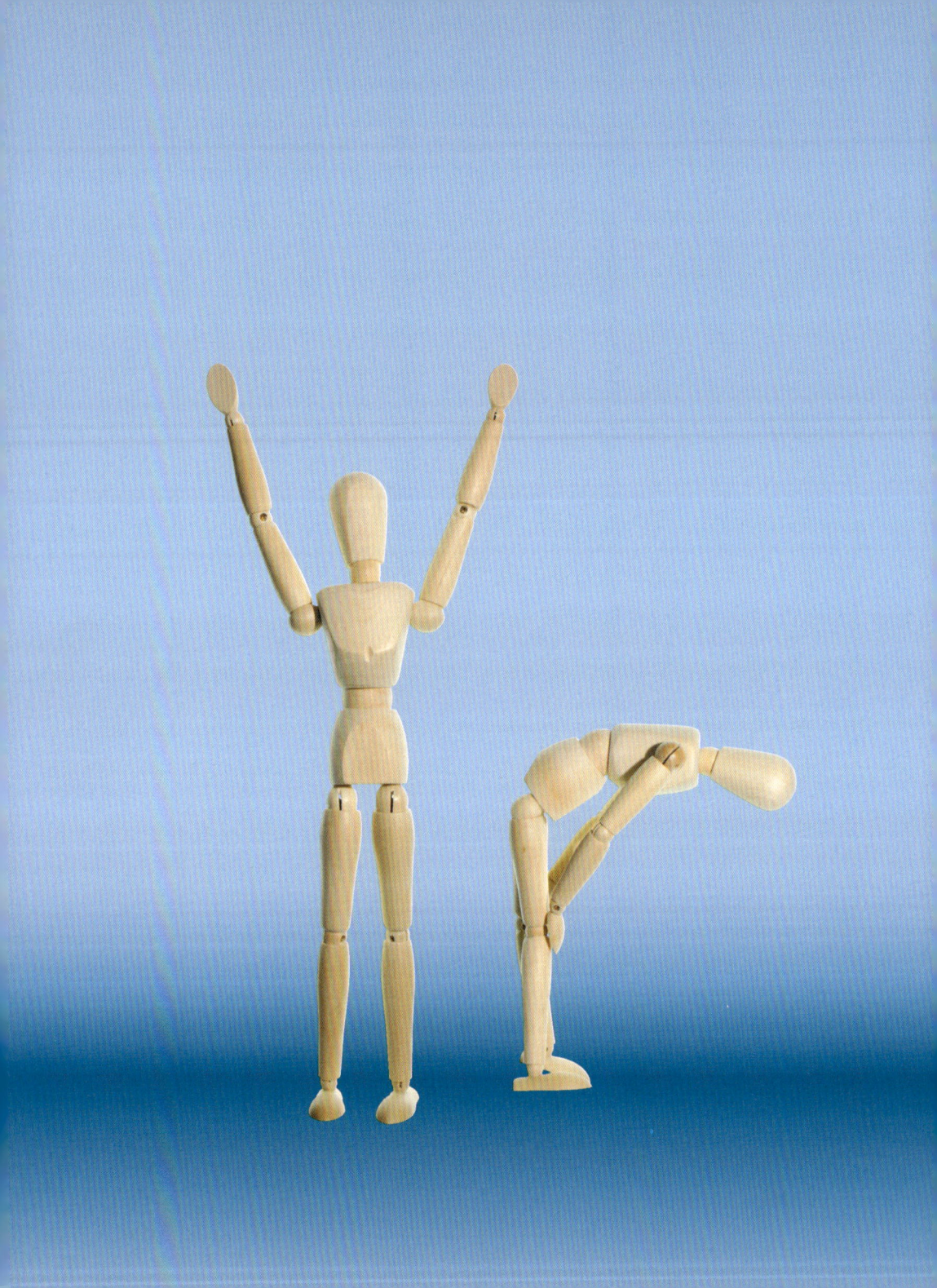

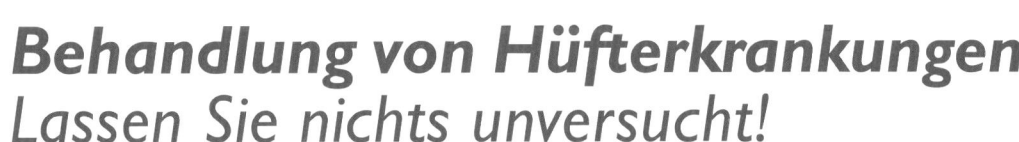

Behandlung von Hüfterkrankungen
Lassen Sie nichts unversucht!

Eine wesentliche Rolle nach der Diagnoseerstellung spielt das Beratungsgespräch zwischen Arzt und Patienten, das Informationen über den natürlichen Verlauf der Erkrankung und die Beeinflussbarkeit durch konservative bzw. operative Therapien umfasst. Im Rahmen dieses individuellen Gesprächs wird auf das Körpergewicht, auf körperliche Belastungen im Beruf und Alltag sowie auf Bewegungsmangel und deren Folgen eingegangen. Es werden zunächst die konservativen (erhaltenden) Behandlungsmöglichkeiten, die im jeweiligen Fall empfehlenswert wären, aufgezeigt und besprochen. Ein operativer Eingriff bei isolierten Knorpelschäden im Bereich des Hüftgelenks gehört nur in äußerst seltenen Fällen zur Therapie der ersten Wahl. Zudem handelt es sich bei diesem Eingriff im Vergleich zu Herzoperationen um keine lebensnotwendige Operation. Er dient jedoch in vielen Fällen massiv der Verbesserung der Lebensqualität. Verständlicherweise sind die meisten Patienten daran interessiert, jede Operation so lange wie möglich hinauszuzögern. Das macht allerdings nur bedingt Sinn. Aus diesem Grund ist es wichtig, den Patienten im Rahmen eines ausführlichen Arzt-Patienten-Gespräches darüber aufzuklären, wann eine Hüft-Operation gerechtfertigt ist bzw. wann das „Hinausschieben" vorteilhafter wäre. Wenn die erwarteten Vorteile die möglichen Nachteile einer Operation überwiegen, ist der richtige Zeitpunkt für das „chirurgische Messer" gekommen. Die Endentscheidung sollte jedoch der Patient selbst treffen.

Die Endentscheidung, ob Operation oder nicht, trifft immer der Patient.

Konservative Therapien –
Wer heilt, hat recht!

Es gibt eine Vielzahl an möglichen konservativen Therapien, die bei der Behandlung von (arthrosebedingten) Hüftgelenkbeschwerden angeboten werden. Darunter auch solche, denen nur eine geringe Wirksamkeit nachgewiesen werden kann und die als reine „Geschäftemacherei" gelten. Hier werden ausschließlich jene Behandlungsmöglichkeiten vorgestellt, von denen Schmerzlinderung, eine Verbesserung der Beweglichkeit sowie eine Verzögerung des Krankheitsprozesses zu erwarten sind.

Die Patienten reagieren sehr unterschiedlich auf die einzelnen Behandlungen, und es kann nur in seltenen Fällen im Vorhinein gesagt werden, wie der Körper tatsächlich darauf reagieren wird. Jede Therapie, die einem Patienten (nachhaltig) helfen kann, ist auf jeden Fall die richtige Therapie.

Auf welche konservative Behandlungsmethode Sie ansprechen, weiß man selten im Voraus.

Medikamente – Segen oder Fluch?

Die medikamentöse Therapie dient der Schmerzlinderung und Entzündungshemmung. Zur wichtigsten Medikamentengruppe zählen die **nicht-steroidalen Antirheumatika** (NSAR), darunter beispielsweise Voltaren®, Seractil®, Parkemed, Aspirin® oder Diclobene. Diese sogenannten Rheumamittel werden nicht nur bei klassischem Gelenkrheuma verschrieben (entzündungshemmend), sondern gelten auch als Schmerzkiller bei Kopf- oder Zahnschmerzen, bei fieberhaften Infekten sowie bei Entzündungen jeder Art, und ebenfalls bei Arthrose.

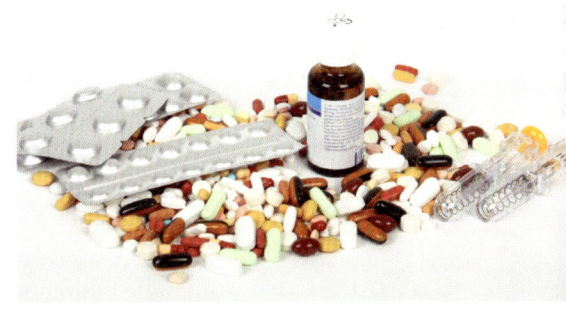

Paracetamol, vielen bekannt als „Mexalen", wird in den USA häufig als Schmerzmittel bei Knorpelschäden verschrieben. Aufgrund der fehlenden entzündungshemmenden Wirkung wird dieses Mittel in deutschsprachigen Ländern seltener verordnet, obzwar ihm keine Nebenwirkungen auf die sensible Magenschleimhaut nachgesagt werden. Leber und Nieren können allerdings trotzdem in Mitleidenschaft gezogen werden.

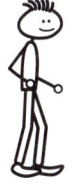

Schmerzmittel bringen in vielen Fällen zumindest für einige Zeit Erleichterung und eine subjektive Verbesserung, sollten jedoch aufgrund der Nebenwirkungen nicht auf Dauer und vor allem nicht ohne ärztliche Verschreibung eingenommen werden. Eine Wechselwirkung mit anderen Medikamenten könnte die Therapieeffekte abschwächen oder verstärken. Ist man magenempfindlich, wird die zusätzliche Einnahme eines Magenschutzes (z. B. Pantoloc®) empfohlen. Gerade bei älteren Menschen, die täglich eine breite Palette an unterschiedlichen Medikamenten einnehmen müssen, sollte im Rahmen eines Arzt-Patienten-Gespräches eine sorgfältige Nutzen-Risiko-Abwägung des Medikamentencocktails erfolgen.

Verzichten Sie während der Einnahme von Schmerzmitteln auf Alkohol bzw. schränken Sie sich hierbei ein! Trinken Sie viel Wasser oder ungesüßte Tees und ernähren Sie sich magenfreundlich, d. h. meiden Sie scharfe Speisen, Kaffee und schwer verdauliches Gemüse.

Kortison – für viele ein Segen, aber bitte mit Vorsicht! Ein stark angeschwollenes, entzündetes, schmerzendes Gelenk lässt sich mit Kortison kurzfristig erfolgreich behandeln, da die Schwellung innerhalb kürzester Zeit zurückgeht und die Schmerzen nachlassen. Vorsicht ist jedoch bei einer Langzeitanwendung geboten, da dadurch die Gefahr einer Hüftkopfnekrose besteht, Osteoporose entstehen und die Knorpeldegeneration beschleunigt werden kann. Zudem schwächt eine langjährige und hochdosierte Einnahme von Kortison das Bindegewebe und lässt die Muskeln und Sehnen müde und schlapp werden.

Neben der konventionellen Therapie mit nicht-steroidalen Antirheumatika und Kortison, die in manchen Fällen durchaus ratsam ist, gibt es auch einige risikoarme Therapieansätze, wie die Einnahme von knorpelaufbauenden Medikamenten (Glucosamin und Chondroitinsulfat), von Vitamine E und C, von indischem Weihrauch, Omega-3-Fettsäure oder homöopathischen Arzneimitteln, auf die im Kapitel über mögliche Therapien bei Coxarthrose (siehe S. 48 ff.) bereits sehr genau eingegangen wurde.

Kortison hilft bei Gelenkschmerzen, ist aber kein Allheilmittel und darf nicht als Dauertherapie gesehen werden.

Akupunktur – Lassen Sie sich nadeln!

Akupunktur ist die bekannteste Methode der Traditionellen Chinesischen Medizin (TCM) und wird in zunehmend mehr Arztpraxen angeboten. Diese ‚Nadeltherapie' wird von der Weltgesundheitsorganisation (WHO) mittlerweile bei etwa 50 verschiedenen Krankheitszuständen empfohlen und gilt als wissenschaftlich anerkannte alternative Heilmethode mit wenig bis keinen Nebenwirkungen.

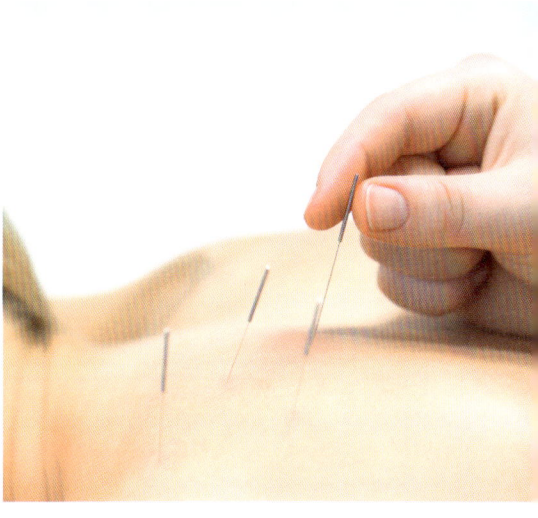

Somit hat die Akupunktur ihre Berechtigung bei der Behandlung von Knorpelschäden aller Gelenke, auch wenn sie nicht nur viele Anhänger, sondern auch Gegner hat. Sie wird in Österreich ausschließlich von Ärzten mit entsprechender Zusatzausbildung angeboten.

Durch oberflächliches Punktieren (eine dünne Akupunktur-Nadel wird lediglich 2 mm tief in das Hautgewebe gesetzt) sorgfältig ausgesuchter Punkte am Körper können sich Schmerzen relativ rasch verringern und die Beweglichkeit sofort deutlich verbessern. Weiters werden druckempfindliche Verhärtungen der Muskeln, Sehnen und Bänder, die das betroffene Gelenk umspannen, mit Akupunktur-Nadeln versehen. Es kommt zu einer Entkrampfung und in weiterer Folge zu einer sofortigen Entlastung des Gelenks. Die Gelenkflächen reiben nicht mehr aneinander, und die Zufuhr von Vitaminen und Spurenelementen wird durch die verbesserte Durchblutung des behandelten Areals gewährleistet. Der Gelenkknorpel kann sich regenerieren und nimmt an Masse ein wenig zu, sodass seine Pufferfunktion wieder gegeben ist.

Entkrampfung, Entlastung und bessere Durchblutung des Gelenks: Akupunktur macht's möglich!

Mit der speziellen Schmerz-Akupunktur kann die Bildung von Gewebe durch neues Kollagen, dem Grundbaustein des Gelenksystems, erzeugt werden. Dadurch werden Bänder und die Gelenkkapsel wieder stabiler und die Produktion von neuen Knorpelzellen wird angeregt.

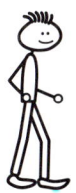

Homöopathie – oft hilfreich!

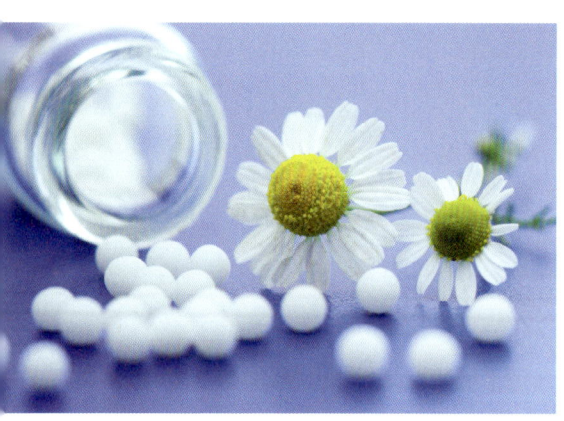

sanft, natürlich und
nebenwirkungsarm –
die Homöopathie

Die Homöopathie ist eine sanfte Heilmethode, die aufgrund zumeist ausbleibender Nebenwirkungen sehr beliebt geworden ist und sich auch für die Selbstbehandlung zunehmend durchsetzt. „Similia similibus curentur" (Ähnliches möge mit Ähnlichem geheilt werden) heißt das Prinzip, nach dem diese Heilmethode von Samuel Hahnemann vorgeht.

In der Homöopathie muss das individuelle Beschwerdebild des Patienten immer mit dem jeweiligen Arzneimittelbild übereinstimmen. Selbstverständlich ist bei jeder schweren, deformierenden Arthrose mit ständigen Schmerzen meist nur mehr eine Operation der Ausweg. Viele Gelenkbeschwerden können jedoch im Vorfeld homöopathisch erfolgreich behandelt werden.

„Ruta graveolens" (C12 Globuli) ist hilfreich bei (Hüft- und Knie-) Gelenkschmerzen, wenn eine Überanstrengung des Sehnenapparates offensichtlich ist und die Schmerzen vom Rücken über die Hüften zu den Oberschenkeln ausstrahlen. Der Schmerz fühlt sich wie verstaucht oder geprellt an. Während eine Besserung durch Wärme erzielt wird, bedingt nasskaltes Wetter eine Verschlechterung. Der Patient ist generell übermüdet und überanstrengt.

Sind die Schmerzen im Hüftgelenk stechend oder reißend, häufig in Kombination mit einer übertrieben erscheinenden Schwäche, ist „Kalium carbonicum" (C12 Globuli) das homöopathische Mittel der Wahl. Der Schmerz zieht von der Hüfte bis zum Knie und verbessert sich bei Wärmeanwendung. Auffallend ist eine nächtliche Verschlechterung zwischen zwei und vier Uhr und bei kaltem Wetter.

Zu erwähnen ist ferner „Rhus toxicodendron" (C12 Globuli), das bei reißenden Hüftgelenkschmerzen, die bis in die Oberschenkel ausstrahlen, verabreicht wird. Die Gelenke fühlen sich steif und wie gelähmt an. Auslöser können Überheben und Kälteexposition mit plötzlicher Abkühlung oder Zugluft auf schweißbedeckte Körperstellen sein. Eine längere Ruhephase ist für die aktiven, sportlichen Rhus toxicodendrum-Typen unerträglich, sodass sie ständig die Bewegung suchen, die anfangs zwar schmerzt, in weiterer Folge jedoch schmerzlindernd wirkt.

Eine unverzichtbare Gelenksarznei stellt „Bryonia alba" (C12 Globuli) dar, wenn sich das Gelenk entzündet anfühlt und der Schmerz stechend ist. Ruhe, kalte Anwendungen, Liegen auf der schmerzhaften Seite (gleichzusetzen mit Druck!) bewirken eine Schmerzlinderung. Wärme und jegliche Bewegung werden als äußerst unangenehm empfunden. Menschen mit diesen Schmerzen neigen dazu, mürrisch und abweisend zu reagieren.

Nach einer (Hüft-)Operation verhilft „Arnica montana" (C30 Globuli, einmal täglich je fünf Globuli über fünf Tage) zu einer rascheren Wundheilung und Rückbildung der Blutergüsse.

Hinweise zur Dosierung: die Häufigkeit richtet sich immer nach der Intensität der Beschwerden. Eine C12 wird ein bis zweimal täglich eingenommen, jeweils fünf Globuli möglichst unter der Zunge zergehen lassen. Beim Eintreten der Besserung umgehend seltener, beispielsweise nur mehr jeden zweiten Tag fünf Globuli. Bei Beschwerdefreiheit ist immer ein Absetzen der Arznei angezeigt.

Für weitere Fragen kontaktieren Sie einen diplomierten Homöopathen und vereinbaren einen Termin zu einer ausführlicheren Anamnese, wo die auf Sie persönlich abgestimmte Arznei ausgesucht werden kann.

Nehmen Sie das homöopathische Mittel so oft wie nötig und so selten wie möglich ein.

Physiotherapie – Bewegen müssen Sie sich selbst!

Eine medikamentöse Therapie kann zwar Schmerzen stillen und Entzündungen hemmen, nicht aber Muskeln aufbauen und kräftigen. Dafür bedarf es der gezielten Physiotherapie, zu der Verfahren der Heilgymnastik und physikalische Maßnahmen wie Massagen,

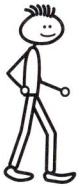

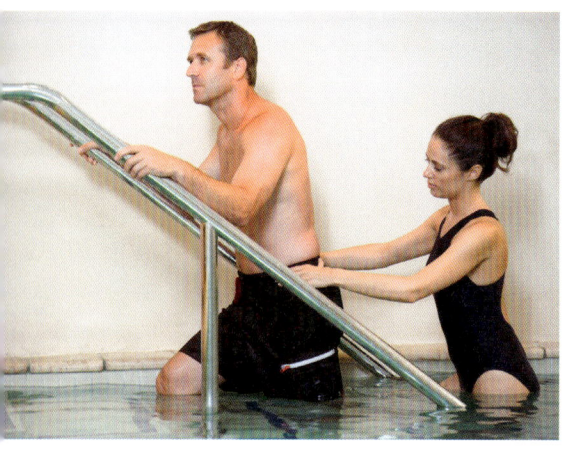

Ultraschall und diverse Strombehandlungen zählen. Deren Ziel ist, die Funktionsfähigkeit der geschädigten Gelenke zu verbessern, das muskuläre Gleichgewicht herzustellen sowie die Feinkoordination rund um das operierte Gelenk mithilfe bestimmter Bewegungsübungen zu steigern. Diese sind nicht immer angenehm. Doch um den gewünschten positiven Effekt zu erreichen, ist es manchmal notwendig, sich zu überwinden.

Ein weiteres Aufgabengebiet der Physiotherapie ist die Gangschulung, die besonders häufig bei Patienten mit Hüftgelenkserkrankungen zum Einsatz kommt. Aufgrund der schmerzhaften arthrotischen Gelenkveränderungen wird oft unbeabsichtigt ein neues Bewegungsmuster „eingelernt", das möglicherweise noch mehr Schäden bzw. Überlastungsprobleme verursachen kann.

Achten Sie auf einen aufrechten Gang!

Wärme- oder Kältebehandlung? Wärme wirkt entspannend, Kälte entzündungshemmend.

Kältebehandlungen (Kryotherapie) mit Cold pack (Gelkompressen), Eiswürfelpackungen und kalten Umschlägen gelten als probates Mittel gegen die aktivierte Arthrose mit schmerzhaften Zuständen oder bei geschwollenen Gelenken. Die Haut sollte bei dieser Anwendung, die zeitlich begrenzt ist, nicht unterkühlt sein. Bei stark gerötetem Hautareal, Schmerzzuständen und Erfrierungserscheinungen muss die Behandlung sofort abgebrochen werden. Eissprays und kühlende Salben sind weitere Möglichkeiten, eine Schwellung zum Abklingen zu bringen.

Wärmebehandlungen wie das Baden in heißen Quellen oder in Thermalbädern haben auf geschädigte, nicht akut schmerzende Gelenke eine wohltuende Wirkung. Durch die Durchblutungsförderung bzw. Erweiterung der Blutgefäße gelangen wichtige Nährstoffe zur Bekämpfung der Entzündung zu den betroffenen Gelenken. Die Muskulatur wird durch die Wärme entspannt und macht das Gelenk beweglicher.

Weitere Wärmespender sind Hot packs (Gelkompressen), Wärmflaschen oder warme Wickel.

Elektrotherapien mit Wechsel- oder Gleichstrom im Niederfrequenzbereich dienen zur Anregung des Stoffwechsels und der Durchblutungsförderung. Dadurch wird die Nahrungsmittelzufuhr zum Gelenk (zum Gelenksspalt) und gleichzeitig der Abtransport von Schlackenstoffen im Gelenkspalt gefördert und Schmerzlinderung erreicht. Mittels Interferenzstrom können auch entzündungshemmende und schmerzstillende Cremen auf Elektroden aufgebracht und in das Gewebe eingeschleust werden (z. B. Iontophorese).

Ultraschallanwendungen haben sich vor allem bei Knie- und Hüftarthrosen sehr bewährt, da durch die wohltuende Tiefenwärme im Gewebe und die verursachten Vibrationen die Durchblutung des Gelenks gefördert wird. Durch die schmerzlindernde Wirkung, die Erhöhung der Durchblutung im Behandlungsgebiet und den rascheren Abtransport von Entzündungsbestandteilen wird die Ultraschallbehandlung mit ihren harmlosen Schallwellen bei Hüftgelenksbeschwerden gerne verschrieben.

Magnetfeldtherapie

Die Magnetfeldtherapie wird als ganzheitliches Naturheilverfahren insbesondere bei Erkrankungen des Bewegungsapparates, wie bei Osteoporose, Knochenbrüchen oder Arthrose, eingesetzt. Sie findet aber auch Verwendung bei Migräne, Kopfschmerzen jeglicher Art sowie bei Müdigkeit und Abgeschlagenheit.

Die durch das Magnetfeldgerät ausgelösten Schwingungen in den Zellen des Körpers führen auf natürliche Art und Weise zur körpereigenen Regeneration von Knorpeln und Bindegewebe ohne derzeit bekannte Nebenwirkungen. Die Theorie besagt, dass die in der Zellhaut befindlichen elektrischen Teilchen (Ionen) bei einer Entzündung oder Verletzung eines Gelenks ihre Position verändert haben, aber mithilfe von erzeugten Magnetfeldern, also durch mi-

körpereigene Regeneration von Knorpel- und Bindegewebe ohne Nebenwirkungen – die Magnetfeldtherapie

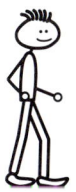

nimale elektrische Spannungen wieder in Schwingung versetzt werden können. Durch die Weitergabe magnetischer Impulse werden die Zellen mit Nährstoffen und Sauerstoff versorgt, was sich positiv auf die generelle Zellaktivität sowie auf Entzündungsprozesse im Körper auswirkt. Wissenschaftliche Beweise fehlen allerdings noch. Behandlungserfolge wurden jedoch schon des Öfteren gemeldet.

Bewegungstherapie – gelenkschonende Bewegung ohne Belastung!

Bewegung versorgt die Gelenke mit notwendigen Nährstoffen. Überbelastung ist zu vermeiden!

Regelmäßige Bewegung ohne Belastung ist das Um und Auf für Gelenke und Muskeln! Denn nur durch Bewegung gelangen essenzielle Nährstoffe in den Gelenkspalt und können schädliche Abfälle daraus entsorgt werden.

Schon ein tägliches zehnminütiges Bewegungstraining, bei dem die betroffenen Muskeln für einige Sekunden angespannt werden, gefolgt von einer kurzen Pause und mehreren Wiederholungen, zeigt bei über mehrere Wochen positive Effekte auf Gelenke und Psyche. Bitte ignorieren Sie nicht auftretende Schmerzen, sondern sehen Sie diese als Warnsignale! Möglicherweise war die Übung nicht richtig oder zu anstrengend für das geschädigte Gelenk. Mit regelmäßigen, schonenden Bewegungsübungen werden die betroffenen Muskeln gedehnt und gekräftigt, die zur Entlastung und Unterstützung des arthrotischen Gelenks dienen.

Was das Hüftgelenk (er-)tragen muss:

↘ 2-faches Körpergewicht beim Aufstehen

↘ 2- bis 3-faches Körpergewicht beim Heben

↘ 30 % höhere Belastung beim Stiegensteigen als beim Gehen

↘ 8-faches Körpergewicht beim Stolpern

Ernährungstherapie –
Eskimos kennen keine entzündeten Gelenke!

Die Ernährung spielt bei vielen Erkrankungen eine wichtige Rolle, so auch bei der Arthrose. Eine Arthrose-Diät in dem Sinn gibt es allerdings nicht! Wirkungsvolle Unterstützung bei Gelenkserkrankungen bringt jedoch eine vollwertige, ausgewogene Ernährung mit viel frischem Obst und Gemüse und gemäßigtem Fleischkonsum.

Versuchen Sie Ihren Körper langsam auf gesündere Kost (Gemüse, knackige Salate, Vollkornprodukte, mageres Fleisch etc.) umzustellen, sollten Sie sich derzeit noch von Fertig- oder Mikrowellengerichten ernähren und Obst und Gemüse selten auf Ihrem Speiseplan stehen.

Verzichten Sie auf Weißmehlprodukte, wie weißes Brot, Kuchen oder Nudeln und auf Süßigkeiten!

Essen Sie ausreichend Vitamin A-, E- und C-haltige Nahrungsmittel, um den Sauerstoffradikalen entgegenzuwirken, die bei Entzündungen im Übermaß vorhanden sind. Rohkost sollte daher auf Ihrem täglichen Speiseplan stehen!

Auch an das Vitamin D („Knochenvitamin"), das in Eiern, Fischen, Pilzen, Leber und Lebertran vorhanden ist, sollte man bei der Ernährung nicht vergessen.

Führen Sie dem Körper die richtigen Fette zu, nämlich ungesättigte Fettsäuren – Omega-3-Fettsäuren. Sie wirken entzündungshemmend, abschwellend, senken die Blutfette und reduzieren die Morgensteifigkeit der Gelenke. Essen Sie zweimal wöchentlich Fisch, nämlich Hering, Tunfisch, Wildlachs oder Makrele, die hohe Konzentrationen an Omega-3-Fettsäuren enthalten. Weitere „gute" Fette (Alpha- und Gamma-Linolensäure), die Sie vermehrt zu sich nehmen sollten, sind Walnüsse sowie Pflanzenöle, nämlich Wal-

Zweimal wöchentlich Fisch, gemäßigter Fleischkonsum, viel frisches Obst und Gemüse – Ernährung bei Arthrose. Eine Arthrose-Diät gibt es nicht!

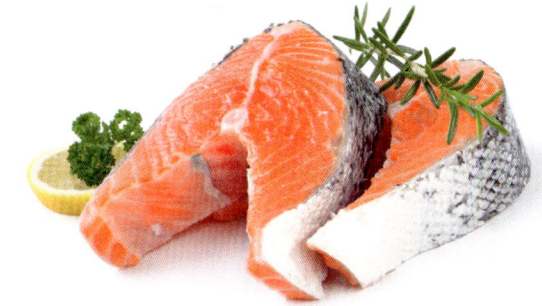

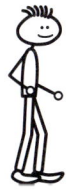

85

nuss-, Weizenkeim-, Soja-, Lein- oder Rapsöl. Verzichten Sie weitgehend auf tierische Fette, um die Konzentration an entzündungsfördernder Arachidonsäure zu minimieren.

Denken Sie an die tägliche Flüssigkeitszufuhr von mindestens 1,5 bis 2 Liter! Stark gesüßte Limonaden und Cola sind absolute Tabus. Trockene Haut und Schleimhäute, Verdauungsprobleme, Muskelschwäche, Herzbeschwerden sowie Durchblutungsstörungen und die damit einhergehende Unterversorgung der Gewebe sind Folgen des Flüssigkeitsmangels. Zu wenig Flüssigkeit schadet daher auch den Gelenken, die bei Flüssigkeitsmangel an Elastizität verlieren.

Alkohol in größeren Mengen wirkt sich aufgrund der Minderdurchblutung nachteilig auf den Nährstofftransport in die Gewebe aus, worunter auch die Gelenke leiden.

Rauchen schadet Ihrer Gesundheit! Das ist wohl nichts Neues. Aber wussten Sie auch, dass bei Rauchern das Osteoporoserisiko steigt und sich durch die Minderdurchblutung der Gewebe die Nährstoffversorgung und Abfallentsorgung verschlechtert? Zudem haben die Radikalfänger bei Rauchern besonders viel zu tun.

Auch wenn Übergewicht den Gelenken schadet und die Gewichtsabnahme empfohlen wird, wird aufgrund des bekannten Jo-Jo-Effekts von Crash-Diäten abgeraten. Lieber langsam reduzieren und regelmäßig Bewegungsübungen ohne Belastung einbauen!

„Lass Nahrung deine Arznei sein und Arznei deine Nahrung!"
Hippokrates

Über das Thema Ernährung könnte noch viel geschrieben werden, doch Ernährungsratgeber finden sich genügend am Buchmarkt und weitere Informationen würden nur den Umfang dieses Buches sprengen.

Verhaltensregeln – Denken Sie positiv!

Diagnose Arthrose – ein Schock für manche Patienten! Kein Grund zur Resignation, denn wie bereits erwähnt, gibt es einige wirkungsvolle Möglichkeiten, dieser degenerativen Erkrankung den Kampf anzusagen. Warten Sie jedoch nicht auf ein Wunder, sondern nehmen Sie Ihr Leben selbst in die Hand. Eine gelenkfreundliche Lebensweise bestehend aus aktivem Bewegungseinsatz, vitalstoffreicher Kost und einer positiven Einstellung hilft, dem Gelenkverschleiß entgegenzuwirken. Seien Sie geduldig und setzen Sie sich neue Ziele, erreichbare Ziele, damit Sie nicht den Mut verlieren!

Eine erfolgreiche Therapie bedeutet für jeden Menschen etwas anderes. Genauso wie Lebensqualität unterschiedlich beschrieben wird. Für einen älteren Menschen bedeutet Lebensqualität das Wiedererlangen von Selbstständigkeit und Autonomie, während für einen jungen Menschen Lebensqualität mit Leistungs- und Sportfähigkeit verbunden wird. Völlige Schmerzfreiheit ist daher nicht für jeden das vorrangige Ziel, gleichwohl es natürlich gewünscht wird. Akute Schmerzen sind oft ein Warnsignal, dass im Körper etwas nicht stimmt, mit chronischen Schmerzen wird das Leben zur Qual. Aus der Psychoneuroimmunologie weiß man, dass chronische Schmerzen eine Veränderung der Zellmembran bewirken, sodass die Nervenzellen rascher reagieren und die Schmerzen stärker empfunden werden. Das Gehirn lernt mit den ständigen Schmerzreizen zu leben und bildet ein Schmerzgedächtnis. Die Zelle reagiert jedes Mal heftiger, doch die Schmerzempfindungen sind individuell unterschiedlich.

Sollten die Beschwerden zunehmen und ohne schmerzstillende Medikamente unerträglich werden, konsultieren Sie am besten einen Facharzt. Warten Sie jedoch nicht zu lange, sondern nehmen Sie rechtzeitig medizinische Unterstützung in Anspruch und besprechen Sie mit dem Arzt Ihres Vertrauens weitere Schritte! Oftmals können schon kleine operative Eingriffe unmittelbar danach eine Schmerzfreiheit bewirken. Seien Sie optimistisch und haben Sie Mut – Mut, einen Arzt aufzusuchen und Mut zu einer möglichen Operation, die Ihre Lebensqualität verbessert!

Jeder Mensch nimmt Schmerzen unterschiedlich auf und an. Akute Schmerzen sind als Warnsignale zu sehen, dass im Körper etwas nicht in Ordnung ist.

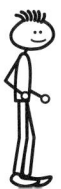

Operative Therapien –
Heilen mit dem Skalpell

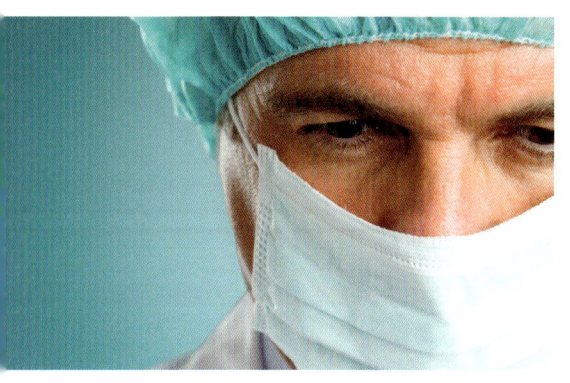

Wenn sämtliche angezeigte nicht-operative Maßnahmen ausgeschöpft wurden und immer noch unerträgliche Schmerzen und starke Bewegungseinschränkungen den Alltag bestimmen, sollten Sie einen chirurgischen Eingriff in Betracht ziehen. In vielen Fällen kann eine Hüftarthroskopie (Gelenkspiegelung) die Beschwerden beseitigen. Bevor jedoch operiert wird, sollte das Hüftgelenk einer genauen medizinischen Untersuchung unterzogen werden. Häufig werden zur Erstellung bzw. Bestätigung der Diagnose Bilder von Röntgen- oder Magnetresonanzuntersuchungen herangezogen. Zu den wichtigsten und am häufigsten durchgeführten Operationen zählen neben der Hüftarthroskopie die Umstellungsosteotomie, der Knorpelersatz und zu guter Letzt die minimal invasive Versorgung mit einem künstlichen Hüftgelenk (Hüftgelenkersatz).

Hüftarthroskopie –
Minimaler Eingriff mit maximaler Wirkung

Die Hüftarthroskopie wurde erstmals 1931 von Michael S. Burman beschrieben und wird nicht nur zur Diagnostik, sondern auch als schonende Behandlungsmethode bei Schmerzen und Bewegungseinschränkungen im Bereich des Hüftgelenks eingesetzt.

Bis vor wenigen Jahren standen Patienten mit altersbedingten Knorpelschäden und schmerzhaften Entzündungen in den Hüftgelenken lediglich Schmerzmittel oder Physiotherapie zur Wahl, im schlimmsten Fall der Gelenkersatz.

Bei der Arthroskopie, einer sogenannten „Schlüsselloch-Methode", werden unter Vollnarkose oder Spinalanästhesie lediglich drei bis fünf kleine Hauteinschnitte gemacht, um sich Zugang zum Gelenk zu verschaffen. Über diese winzigen Öffnungen wird eine Miniaturkamera in das Innere eines Gelenks eingeschleust. Mittels Beleuchtungstechnik und Kamera entstehen Bilder, die auf einem Monitor stark vergrößert betrachtet werden können und den Operateur bei seiner Arbeit unterstützen. Bei dieser Operationstechnik werden Muskeln, Bindegewebe und Nerven geschont, sodass der Heilungserfolg in der Regel rasch einsetzt.

Unmittelbar nach der Hüftarthroskopie sind viele Patienten wieder schmerzfrei.

Wann kann die Arthroskopie beim Hüftgelenksschmerz helfen?

↘ Labrumeinrisse

Die Hüftgelenkspfanne wird von einer faserknorpeligen Lippe (Labrum) überzogen, die durch Verletzungen, aber auch durch Überlastungen einreißen kann. Wird dieser Verstärkungsring der Hüftpfanne beschädigt, kann er im Hüftgelenksspalt eingeklemmt werden und schmerzhafte Einklemmungsempfindungen in der Leistengegend sind die Folge. Wird diese Ursache für das Einklemmungsgefühl nicht beseitigt, nützt sich der Knorpel stark ab. Das gerissene Labrum kann und sollte möglichst rasch arthroskopisch entfernt werden, da es in vielen Fällen Knorpelschäden verursachen und sich das umliegende Gewebe entzünden kann.

Labrumeinrisse werden häufig bei Sportlern, vor allem bei Tänzern oder Athleten diagnostiziert.

↘ Freie Gelenkskörper

Freie Gewebeteilchen im Gelenk können für Schmerzen in der Hüftgegend verantwortlich gemacht werden und mithilfe der Gelenksspiegelung entfernt werden. So können weitere Schäden am Knorpel, die zu arthrotischen Veränderungen führen, verhindert werden. Oft kommt es dadurch zu einer nachhaltigen Verbesserung der Situation, die manchmal sogar über Jahre anhält.

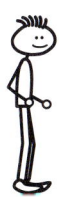

↘ Knorpel

Durch Anprallverletzungen kann es ebenfalls im Bereich des Hüftgelenks zu Verletzungen des Gelenkknorpels kommen. Ist dieser Knorpel beschädigt, aufgeraut oder ausgefranst, kann mit der Arthroskopie durch Glättung oder Mikrofrakturierung wieder schmerzfreie Bewegung im betroffenen Hüftgelenk erreicht werden. Sollten bei einem Unfall Knorpelteile abgerissen sein, können mit dieser Methode neue Knorpelstücke transplantiert werden.

↘ CAM- und PINCER-Impingement

Der Begriff „Impingement" kommt aus dem Englischen und heißt wörtlich übersetzt „Zusammenstoß". Es handelt sich hierbei um eine Funktionsbeeinträchtigung der Gelenkbeweglichkeit, welche zumeist durch Abnützung oder Einklemmung von Kapsel- oder Sehnenmaterial entsteht. Hüftkopf und Hüftpfanne sind zueinander nicht mehr kongruent, das führt zu Bewegungseinschränkungen.

In vielen Fällen kann arthroskopisch geholfen werden. Dabei wird die normale Form des Kopfes und Halses wiederhergestellt, damit es zu keiner Einklemmung mehr kommen kann.

↘ Arthrose des Hüftgelenks

Bei beginnender oder milder Arthrose ist bei Vorliegen von mechanischen Symptomen die Arthroskopie geeignet, die Beschwerden zu beseitigen. Bei fortgeschrittenen Fällen einer Hüftgelenksarthrose ist nach wie vor der Gelenkersatz die Operationsmethode der Wahl.

Nach der Arthroskopie wird oft die Entlastung des Hüftgelenks mithilfe von Stützkrücken empfohlen.

Aufgrund der verbesserten technischen und operativen Voraussetzungen gilt die Hüftarthroskopie als sicher und effizient. Die Möglichkeit, ein Gelenk arthroskopisch zu untersuchen und zugleich zu behandeln, hilft vielen Patienten, ihre Beschwerden rasch loszuwerden. So wird häufig über sofortige Schmerzfreiheit unmittelbar nach der Arthroskopie berichtet und je nach Ursache ist schon am Tag nach dem Eingriff Gehen wieder problemlos möglich. Allerdings empfiehlt es sich, mithilfe von Stützkrücken für eine Zeit von sechs

Wochen zu entlasten, weil das operierte Bein nicht zu schnell mit dem vollen Gewicht belastet werden darf. Bis zur Ausbildung eines neuen Knorpels kann es bis zu drei Monate dauern.

Der Krankenhausaufenthalt bei einer Arthroskopie beträgt im Normalfall drei Tage, der Eingriff kann aber auch ambulant erfolgen. Neben den geringen Schmerzen und dem kurzen Krankenhausaufenthalt ist auch die schnelle Wiederherstellung positiv.

Umstellungsosteotomie –
Umgestellt, aber nicht verstellt!

Bei dieser Form des chirurgischen Eingriffs erfolgt eine operative Durchtrennung eines Knochens, um etwa Fehlstellungen im Gelenk auszugleichen, die zu ungleicher Belastung geführt haben.

zur Korrektur von Fehlstellungen des Hüftgelenks

Die Umstellungsosteotomie wird nicht nur am Hüftgelenk bei Hüftdysplasien, sondern auch am Kniegelenk angewandt. Am Hüftgelenk wird die Gelenkachse wie z. B. der Winkel zwischen Oberschenkelschaft und -hals verändert. Auf diese Art und Weise wird das Gelenk wieder in seine korrekte Achse eingestellt, sodass Fehlbelastungen reduziert, bestenfalls sogar aufgehoben werden können.

Das Entlasten mit Stützkrücken wird für einen Zeitraum von sechs Wochen empfohlen.

Knorpelersatz und Knorpelzelltransplantation –
Alles ist möglich!

Seit Jahrzehnten wird versucht, Knorpeldefekte unter anderem verursacht durch Abnützung, Durchblutungsstörungen oder Verletzungen, frühzeitig zu therapieren.

Mit dem Einbringen von Knorpelzellen in das geschädigte Gelenk kann in einzelnen Fällen eine Gelenkersatzoperation hinausgezö-

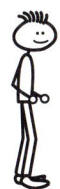

gert werden. Gute Aussichten auf Heilung haben Patienten zwischen dem 16. und 50. Lebensjahr, deren Knorpelschäden nicht zu groß sind. Handelt es sich hingegen um einen flächigen Knorpeldefekt, sind die Heilungsaussichten weniger günstig, weshalb dieses Verfahren hier nicht zur Anwendung kommt. Die Operationsmethode wird nicht bei älteren Menschen eingesetzt, wenn bereits abnutzungsbedingte Knorpelschäden vorhanden sind und die gegenüberliegende Knorpelfläche zerstört ist. Außerdem nimmt die Qualität der Knorpelzellen mit dem Alter ab, und aus minderwertigen Knorpelzellen können keine gesunden Zellen gezüchtet werden. Aus diesem Grund sollte diese Methode frühzeitig eingesetzt werden, um entzündliche Prozesse zu verhindern und gegen eine vorzeitige Arthrose vorzubeugen.

Im Rahmen einer ersten arthroskopischen Operation entnimmt der Chirurg sehr kleine Knorpelproben aus unbelasteten bzw. weniger belasteten Gelenkteilen. Diese Knorpelteile, die etwa die Größe eines halben Kleinfingernagels haben, werden dann auf einem speziellen Vlies vermehrt. Sobald eine ausreichende Menge an Zellen von bester Vitalität bestätigt werden kann, wird in einem zweiten operativen Eingriff das betroffene Gelenk geöffnet, der Knorpelschaden von minderwertigem Knorpel befreit und die gezüchteten Knorpelzellen mit dem Vlies gleichmäßig und passgerecht auf dem geschädigten Knorpel verteilt, wo sie selbstständig haften. Voraussetzung für diese minimal invasive Operationsmethode ist ein tragfähiger Umgebungsknorpel um den defekten Bereich sowie intakte anschließende Gelenkflächen. Vor allem in den ersten Stunden nach der Operation ist darauf zu achten, dass sich das eingelegte, geklebte oder vernähte Vlies nicht herauslöst. Dieses Vlies wird in den ersten Wochen und Monaten durch neues Gewebe ersetzt.

Entlastendes Gehen mit Stützkrücken wird für mehrere Wochen empfohlen. Währenddessen sollte jedoch bereits Physiotherapie, Unterwassergymnastik und Bewegungstherapie zum Muskelauf-

Mit fortgeschrittenem Alter nimmt die Qualität der Knorpelzellen ab. Aus minderwertigen Knorpelzellen können keine gesunden gezüchtet werden.

bau auf dem Trainingsprogramm stehen. Die Rückkehr in eine sitzende berufliche Tätigkeit ist in der Regel etwa zwei Wochen nach der Operation möglich, auf sportliche Aktivitäten müssen Sie etwas länger warten. Gelenkbelastende Sportarten sollte man in den ersten zwölf Monaten eher vermeiden.

Inwieweit die Knorpelzelltransplantation bei arthrotischen Hüftgelenkserkrankungen eine Alternative zur Endoprothetik darstellt, kann bis heute nicht beurteilt werden. Nach dem derzeitigen Stand der Wissenschaft ist die Anwendung dieses Operationsverfahrens bei Arthrose eher abzulehnen, mit der Begründung, dass der zu erwartende Nutzen für den Patienten in keiner Relation zum fraglichen medizinischen Erfolg steht. Richtig eingesetzt, z. B. bei Knorpelfrakturen bzw. -absprengungen, konnten jedoch bereits sehr gute Ergebnisse erzielt werden, doch wird noch intensiv an einer Optimierung dieses Verfahrens gearbeitet werden müssen.

Hüftprothese – für viele ein Segen

Bei der Hüftgelenkstotalendoprothese, auch Hüft-TEP genannt, wird das erkrankte, arthrotische Gelenk durch ein künstliches Gelenk ersetzt. Es ist ähnlich wie das menschliche Hüftgelenk gebaut und besteht prinzipiell aus den gleichen Teilen. Hierbei werden der Hüftkopf durch einen Prothesenschaft mit Gelenkkopf und die Hüftpfanne durch eine künstliche Pfanne

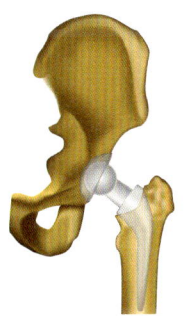

Das künstliche Hüftgelenk ist ähnlich aufgebaut wie das natürliche.

ersetzt. Diese Prothesensysteme werden entweder einzementiert, eingeschraubt oder lediglich eingepresst. Nach dem Einsetzen eines Hüftgelenkersatzes darf man in der Regel mit einem schmerzfreien, frei beweglichen und stabilem Hüftgelenk rechnen.

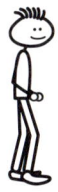

Schon Ende des 19. Jahrhunderts versuchten Pioniere künstliche Hüftgelenke zu implantieren, allerdings mit wenig Erfolg. Der Durchbruch gelang erst Anfang der 1960er-Jahre.

Die Geschichte des künstlichen Hüftgelenkersatzes beginnt Ende des 19. Jahrhunderts und zählt nach wie vor zu den mittel- bis langfristig erfolgreichsten Behandlungsmethoden in der Medizin. Den ersten Versuch überhaupt, ein künstliches Gelenk zu implantieren, unternahm 1891 der Berliner Chirurg Themistocles Gluck bei einem Patienten mit Tuberkulose. Er wagte es, Kniegelenksendoprothesen aus Elfenbein mit einer Mischung aus Colophonium, Bimsstein und Gips, die als Knochenzement dienen sollte, im Knochenmark zu verankern. Aufgrund ungeeigneter Materialien sowie auftretenden Infektionen scheiterte dieses Vorhaben. Im Jahr 1923 versuchte Hey-Groves erstmals einen Hüftkopf zu ersetzen, allerdings wiederum mit Elfenbein. Erste Erfolge erzielte einige Jahre später Smith-Petersen, als er dem zerstörten Hüftkopf nicht eine Glaskappe (Smith-Petersen-Kappe, 1923), sondern eine Schale aus Vitallium aufgesetzt hatte. 1938 wurde von Philipp Wiles in London die erste Totalendoprothese der Hüfte eingesetzt. Er fixierte die metallische Hüftpfanne mit zwei Schrauben und den Hüftkopf mit einem Schraubenbolzen, der durch den Oberschenkelhals geführt wurde. Doch damit erzielte man nur wenige Erfolge.

Etwa sechzig Jahre dauerte es, bis eine erfolgreiche Implantation von Hüftendoprothesen erzielt werden konnte: Die Brüder Jean und Robert Judet benutzten Plexiglas für die Schenkelhalsprothese, waren jedoch mit den mittel- und langfristigen Ergebnissen nicht zufrieden. Deformierungen von Knochen und Prothesen (sogar Implantatbrüche) sowie Lockerungen waren die Folge.

1952 erfolgte die Entwicklung der Schaft-Kopf-Prothese, beides vornehmlich aus Metall, durch A. R. Moore, die vor allem in Nordamerika weit verbreitet war. Frühe Lockerungen blieben jedoch auch hier nicht aus.

Der entscheidende Durchbruch gelang Anfang der 1960er-Jahre dem britischen Chirurgen und Orthopäden Sir John Charnley. Er galt mit der Einführung des sogenannten Knochenzements und des Polyethylens als der Pionier der Hüftendoprothese. Durch den Einsatz von Polyethylen für die Hüftpfanne als Gleitpartner für den

Prothesenkopf war es ihm gelungen, das Gleit- und Abriebverhalten maßgeblich zu verbessern. Das Problem der Prothesenlockerung war dadurch auch nicht gelöst.

Anfang der 1970er-Jahre erlebte die Endoprothetik einen erneuten Aufschwung: die Entwicklung zementfreier Endoprothesen durch Judet, der eine Metallprothese mit einer rauen, porösen Oberfläche implantiert hatte. In den achtziger Jahren wurde am Design sowie an der Weiterentwicklung der Prothesenoberfläche gearbeitet. Seit 1976 werden Schafttypen aus einer Kobalt-Chrom-Legierung mit unterschiedlicher Oberflächenstrukturierung hergestellt.

Neben der Optimierung der Prothesentypen wurde auch versucht, die Operationstechniken weiterzuentwickeln. So wurde Ende der 1980er-Jahre begonnen, an der Entwicklung computerassistierter Operationen zu arbeiten und diese auszuwerten. Seit 1994 können Operateure mittels computerunterstützter chirurgischer Navigation arbeiten. So konnte eine optimale Platzierung von künstlichen Hüftgelenken gewährleistet werden, was überzeugend klingt. Es zeigte sich jedoch, dass die technisch modernste Lösung nicht immer die beste Methode zur Behandlung bestimmter Krankheiten ist. So wurden die sogenannten „stummen" Kollegen von Beginn an sehr kritisch beargwöhnt. Und die Kritik am Operationsroboter „RoboDoc" war gerechtfertigt, denn viele damit operierte Patienten berichten über dauerhafte Schmerzen und Gehbehinderungen und klagten vor Gericht. Nach etwa zehnjährigem Einsatz verschwanden die Operationsroboter wieder aus den Kliniken.

Einen maßgeblichen Beitrag zur Hüftprothesenentwicklung hat auch der Wiener Orthopäde Univ. Prof. Dr. Zweymüller geleistet. Seit über 20 Jahren bewährt sich seine Prothese, die „Zweymüller-Prothese" mit einer Gleitpaarung aus Keramik oder Polyethylen. Dies kann Univ. Prof. Dr. Pflüger, Ärztlicher Direktor und Orthopädievorstand am Evangelischen Krankenhaus in Wien, der die minimal invasive Hüftendoprothetik eingeführt hat, mit einer etwa 98%igen Erfolgsquote bestätigen. Es ist weder mit einer Lockerung noch mit einer neuerlichen Operation zu rechnen.

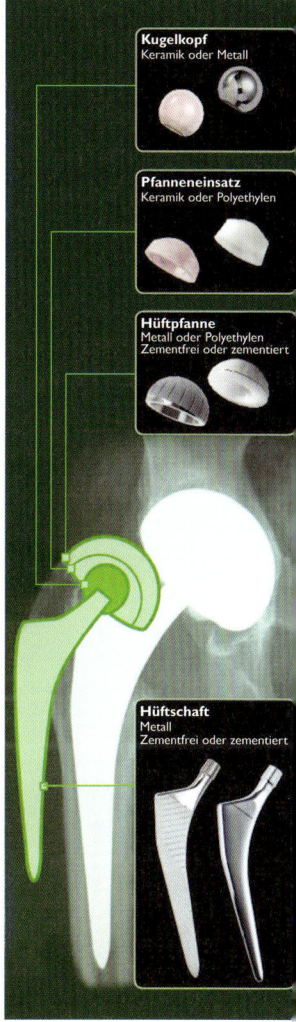

künstliches Hüftgelenk

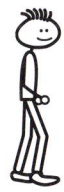

Einsatz eines
künstlichen
Hüftgelenks

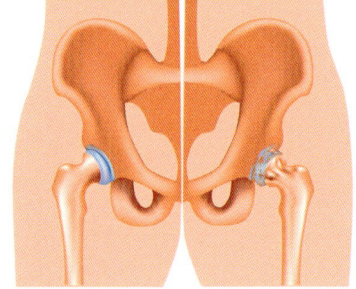 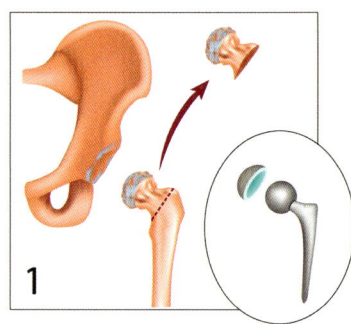

Hüftprothesenope-
rationen sind für
chirurgische Or-
thopäden seit vielen
Jahren Routine-
eingriffe. Europa-
weit spricht man
von etwa 550.000
implantierten
Gelenken im Jahr.

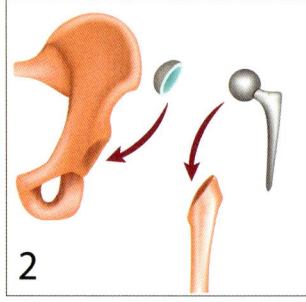 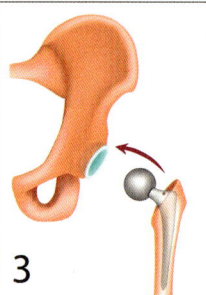 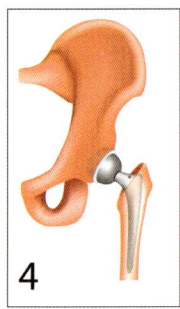

immer risikoärmer
und immer häufiger
eingesetzt: das
künstliche Hüft-
gelenk

Vor noch nicht allzu langer Zeit war das künstliche Hüftgelenk lediglich für die abgenützte, schmerzempfindliche, bewegungsein-
geschränkte Hüfte des älteren Menschen (etwa ab dem 65. Lebensjahr) bestimmt. Doch seit einigen Jahren ist das Durchschnittsalter
von Patienten mit Hüftgelenkserkrankungen gesunken und immer
mehr junge, aktive Menschen benötigen einen Gelenkersatz. Aus
diesem Grund wird an qualitativ hochwertigem, gut verträglichem
Implantationsmaterial sowie an neuen Operationsmethoden gearbeitet, um beste funktionelle Ergebnisse und lange Haltbarkeit
gewährleisten zu können.

Obwohl die Implantation eines künstlichen Hüftgelenks eine
Routineoperation geworden ist, wirft sie nach wie vor viele Fragen
für den Patienten auf. Es ist verständlich, dass besonders jüngere
Menschen um die Haltbarkeit der Prothesen besorgt sind. So steht
bei den Informationsgesprächen mit dem Arzt auch die Frage nach

sportlichen Aktivitäten mit einem Gelenkersatz im Vordergrund. Aus diesem Grund ist das Hauptziel einer Hüfttotalendoprothese nicht nur Schmerzlinderung, sondern auch die Wiederherstellung der Gelenksbeweglichkeit sowie die Aufrechterhaltung einer guten Lebensqualität für eine möglichst lange Zeit. Mit der AMIS®-Methode, die im Anschluss im Detail erklärt wird, werden diese Wünsche bereits kurz nach der Operation erfüllt.

Muskeln und Nerven werden bei der AMIS®-Methode nur zur Seite geschoben und nicht durchtrennt!

AMIS®-Methode – Hüftoperation ist nicht gleich Hüftoperation!

Die Bezeichnung AMIS® steht für „Anterior Minimally Invasive Surgery" und bedeutet, dass diese Operation (surgery) mit direktem vorderen (anterior) Zugang auf äußerst schonende Art und Weise minimal invasiv (minimally invasive) durchgeführt wird. Sie wurde in den 1950er-Jahren erstmals erprobt und wird seit ein paar Jahren mit neuen, verbesserten Prothesenmaterialien und professionelleren Operationstechniken in mehreren Ländern weltweit erfolgreich eingesetzt.

Minimal invasive chirurgische Zugänge zum Operationsgebiet gibt es mehrere – posterior (von hinten), lateral (von der Seite) oder einen Zwei-Schnitt-Zugang. Dabei kommt es jedoch zu Verletzungen von Muskeln und Nerven, lediglich der Hautschnitt ist kürzer. Die AMIS®-Methode zeichnet sich durch den Operationszugang von der Vorderseite aus, bei dem Muskeln, Sehnen, Gefäße und Nerven im Bereich des Hüftgelenks nicht beeinträchtigt werden und der Hautschnitt reduziert ist. Muskeln und Nerven werden wie ein Vorhang zur Seite geschoben. Dadurch wird das Risiko der teilweisen Gewebszerstörung beträchtlich vermindert. Durch die Vermeidung von Schäden an Muskeln und Gelenken werden auf längere Sicht auch wesentlich bessere Ergebnisse erzielt. Die

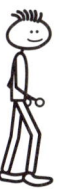

Länge des Hautschnittes spielt nur eine untergeordnete Rolle. Ihr kommt eigentlich nur eine kosmetische Bedeutung zu.

Gerade für ältere Patienten ist von großem Vorteil, dass es zu keinen Muskelverletzungen kommt, da die Muskeln die Standfestigkeit sichern und dadurch die Sturzgefahr mindern. Je kräftiger die Muskeln ausgebildet sind, desto stabiler ist das Becken und umso geringer ist das Risiko zu stürzen.

Für (fast) alle geeignet!

Die AMIS®-Methode kann auch bei übergewichtigen Hüftpatienten eingesetzt werden, weil im Bereich der Leiste deutlich weniger Fettgewebe vorhanden ist als auf der Seite. Dies stellt eine Erleichterung für den Chirurgen dar.

Abgeraten wird von diesem operativen Zugang von der Vorderseite bei schwersten Hüftfehlstellungen und ausgeprägten Deformitäten. Wurde eine Hüfte bereits über den seitlichen Zugang operiert, dann sollte bei einem erneuten Eingriff derselbe Zugang gewählt werden.

Wieder schmerzfrei und besser beweglich!

Mit großer Freude wird immer wieder festgestellt, dass die Lebensqualität der betroffenen Patienten nach Hüftgelenkersatz mittels der AMIS®-Methode deutlich steigt. Schmerzfreiheit und bessere Beweglichkeit werden früher erreicht und die Rückkehr zu alltäglichen Aktivitäten kann daher schneller gewährleistet werden. Schmerzfreies Gehen sowie Stiegensteigen ohne Einnahme von schmerzstillenden Medikamenten sind schon wenige Tage nach der Operation möglich. Autofahren ist für Hüftprothesenträger aus medizinischer Sicht im Normalfall schon eine Woche danach gestattet, sofern die Bedienung des Autos sicher und klaglos möglich ist und die Fahrtüchtigkeit absolut gegeben ist.

Auch wenn beidseits eine Hüftprothese eingesetzt werden muss, ist Gehen ohne Gehhilfen normalerweise 10 bis 14 Tagen nach dem Eingriff möglich. Weitere Details finden Sie in der der Tabelle auf S. 101.

Vorteile der AMIS®-Methode –
und wo sind die Nachteile?

Warum sich nach der konventionellen Operationsmethode operieren lassen, wenn die AMIS®-Methode deutlich mehr Vorteile für Men-

schen mit einer Hüftgelenkserkrankung hat?
Dieser Zugang zeigt sowohl kurz- als auch langfristig wesentlich bessere Resultate. Die Lebensdauer moderner Hüftimplantate beträgt derzeit etwa 20–25 Jahre, abhängig vom Alter, der Knochenqualität und den Belastungen, denen sie ausgesetzt sind.

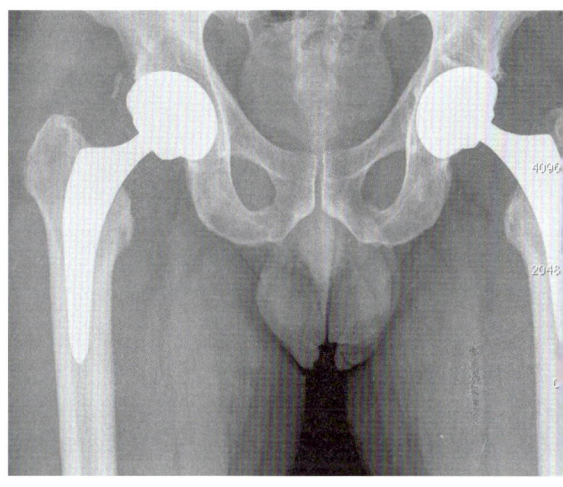

Von Restbeschwerden nach Einsetzen eines künstlichen Hüftgelenks liest man in orthopädischen Fachzeitschriften wenig bis gar nicht, was aber nicht heißen soll, dass keine Beschwerden auftreten können. Manche Patienten mit Hüftgelenkersatz klagen über Schmerzen in der Regi-

Künstliche Hüft-
gelenke beidseits

on des großen Trochanters (Knochen seitlich des Oberschenkels), schnelle Ermüdung oder über Beinhinken nach längerer Belastung. Mittels Magnetresonanztomografie konnten bei Patienten ein Jahr nach der AMIS®-Implantation deutlich geringere Muskel- und Sehnenabnützungen nachgewiesen werden. Somit ist aus anatomischer Sicht der anteriore Zugang zum Hüftgelenk der am besten geeignete für das physische und psychische Wohlbefinden des Patienten.

Patienten, denen der Hüftgelenkersatz nach der AMIS®-Methode implantiert wurde, berichten nach erfolgreicher Operation über eine unglaubliche Verbesserung ihrer Lebensqualität im Vergleich zur Ausgangssituation. Sie sind rascher wieder mobil als die Patienten, die nach der konventionellen Methode operiert wurden. Im Folgenden finden Sie eine Übersicht über beide Operationstechniken:

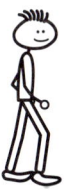

Die Vorteile der AMIS®-Methode im Überblick:

↘ Weniger Schmerzen nach der Operation, da weder Muskeln noch Nerven durchtrennt werden und keine Muskelnarbe entsteht.

↘ Kürzerer Krankenhausaufenthalt, da man schneller mobil ist und keine stationäre Therapie notwendig ist (durchschnittliche Liegedauer 6–8 Tage, Privatpatienten verlassen das Spital meistens schon nach zwei Tagen).

↘ Schnellere Rückkehr zu Aktivitäten des täglichen Lebens – schon am zweiten Tag ist Gehen ohne Krücken möglich, kein Muskelschwund.

↘ Schnellere Rehabilitation – mit dem Einverständnis des Arztes kann in der Regel noch am Operationstag mit der Rehabilitation begonnen werden.

↘ Kleinere Narben, da sich die AMIS®-Methode durch einen reduzierten Hauteinschnitt auszeichnet.

↘ Das Risiko des Ausrenkens (Luxationsgefahr) ist reduziert, weil die AMIS®-Operationstechnik von vorne durchgeführt wird und das Ausrenken meist nach hinten passiert. Durch den Erhalt des Muskels verbessert die AMIS®-Operationstechnik erheblich die Stabilität der Hüfte, wodurch das Risiko des Ausrenkens minimiert werden kann.

↘ Weniger Hinken – das Risiko von Beinhinken ist reduziert, da weder Muskeln noch Nerven beschädigt werden.

↘ Die Beinlängendifferenz kann ausgeglichen werden.

↘ Reduzierter Blutverlust, weil keine Muskeln und Gefäße durchtrennt werden, sondern erhalten bleiben können. Transfusionen sind selten, Blutgerinnsel in den Beinen (tiefe Venenthrombosen) sind wahrscheinlich geringer.

↘ Aufenthalt in einem Rehabilitationszentrum ist selten notwendig. Mit dem Einverständnis des Arztes kann mit Gehhilfe sofort mit dem Gehen begonnen werden.

Konventionelle Methode und AMIS®-Methode

	Konventionelle Hüftoperation	**AMIS®-Hüftoperation**
Schmerzen nach der Operation	ja	ja, nur Wundschmerzen
Durchtrennung von Muskeln und Nerven	ja	nein
Blutverlust bei der Operation	ja, in einzelnen Fällen werden sogar Blutkonserven gebraucht	sehr gering
Teilbelastung/Vollbelastung	anfangs kontrollierte Belastung mit Krücken (ca. 4–6 Wochen)	Vollbelastung 2–3 Tage nach der OP
Aufstehen, Sitzen, selbst. Körperpflege	2–3 Tage nach der OP	am 1. Tag nach der OP
Luxationsgefahr	die ersten 6 Wochen nach der OP	sehr gering
Narbe	ca. 12–15 cm	ca. 6–9 cm, kaum auffällig
Gehen und Stiegensteigen (ohne Krücken)	möglich 6 Wochen nach der OP	möglich zwischen 1. und 5. Tag nach der OP
Entlassung aus dem Spital	9–14 Tage nach der OP	3–5 Tage nach der OP (versicherungsabhängig)
Dauer der notwendigen Physiotherapie	monatelang	fällt sehr kurz aus, abhängig vom Rehab-Ziel (wieder Ski fahren, Tennis etc.?)
Stützkrücken	mind. 6 Wochen lang	bis ca. 2 Wochen nach der OP (außer Haus)
Dauer des Krankenstands	ca. 3 Monate	ca. 3–4 Wochen nach der OP (abhängig von der Berufstätigkeit)
Autofahren	ca. 8 Wochen nach der OP	ca. 1–3 Wochen nach der OP
Rehabilitation	notwendig (3 Wochen)	empfohlen, aber nicht notwendig
sportliche Aktivitäten	ca. 6 Monate nach der OP	ca. 6–8 Wochen nach der OP bzw. nach Rücksprache mit dem Operateur
Liegen in Seitenlage	ca. 6 Wochen nach der OP nicht empfohlen (evtl. mit Kissen zwischen den Beinen). Liegen in Rückenlage besser	bereits am Tag nach der OP möglich
Liegen in Bauchlage	ca. 6 Wochen nach OP nicht empfohlen	bereits am Tag nach der OP möglich
Nachbehandlung	Röntgen nach 6 Wochen/ 6 Monaten/jährlich	Röntgen nach 6 Wochen/ 6 Monaten/jährlich

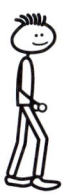

Mögliche Komplikationen – wenige und selten!

Bei der AMIS®-Methode sind die Komplikationsraten im Vergleich zu konventionellen Operationstechniken nicht nur kurzfristig, sondern auch mittelfristig deutlich niedriger. Doch wer von einer noch so seltenen Komplikation betroffen ist, den trifft es leider immer zu 100 Prozent!

Wir wollen auch nicht verschweigen, dass bei der Hüftoperation nach der AMIS®-Methode genauso Komplikationen auftreten können, aber eben deutlich weniger als bei den konventionellen Operationstechniken.

Protheseninfektion

Protheseninfektionen kommen sehr selten vor!

Die Protheseninfektion (eitrige Entzündung hervorgerufen durch Bakterien) gilt als eine der unangenehmsten und gefürchtetsten Komplikationen, vor allem dann, wenn die Keime bis zur Oberfläche der Prothese vordringen und sich am Metall einlagern. Die Vermehrung der Bakterien kann nur durch eine vollständige Entfernung aller betroffenen Prothesenteile unterbunden werden. Erst nachdem die Infektion durch Antibiotikagabe eingedämmt ist, kann eine erneute Prothesenimplantation angedacht werden, die einer Wechseloperation gleichkommt.

Risikofaktoren für bakterielle Entzündungen sind Diabetes mellitus, ausgeprägte Immunschwäche sowie bakterielle Infektionen wie Harnwegsinfekte, eitrige Zahnherde, Herzklappenentzündung etc. Sie kommen allerdings sehr selten vor (in weniger als 1 % der Fälle). Je schonender die Operationstechnik, desto geringer die Infektionsrate.

Venenthrombosen

Eine Thrombose ist eine Gefäßerkrankung, bei der sich ein Blutgerinnsel (Thrombus) in den tiefen Venen durch eine Verlangsamung des Blutstromes bildet. Kommt es zu einem Rückfluss des Blutes in den Becken- und Beinvenen, kann es zu Schmerzen, Schwellungen der Beine durch Ödembildung und Zerstörung der Venen-klappenfunktion führen. Wandert ein Blutgerinnsel weiter in die Lunge, kann es eine Lungenembolie auslösen, die äußerst lebens-bedrohlich ist. Routinemäßig werden in der Regel während sowie noch einige Tage nach der Operation Thrombosestrümpfe getra-gen. Achten Sie darauf, dass diese Sie nicht einschnüren!

Thrombose-prophylaxe nach der Operation

Durch das regelmäßige Anspannen der Waden- und Oberschen-kelmuskulatur im Bett liegend bereits einen Tag nach der Opera-tion leistet der Patient einen wesentlich Beitrag zur Thrombose-vorbeugung. Zusätzlich wird einmal täglich eine Thrombosespritze für mindestens 10–14 Tage (in den meisten Fällen sogar länger) ab dem Operationstag verabreicht. Diese Therapie wird entsprechend angepasst, sollten Sie bereits vor der Operation blutverdünnende Medikamente regelmäßig eingenommen haben.

Erste Anzeichen einer Thrombose, nämlich ein Anschwellen der Beine, Schmerzen im Verlauf der Venen sowie eine Verhärtung der Wadenmuskulatur, sind ernst zu nehmen und sofort zu behandeln. Durch die rasche Mobilisation nach der Operation ist allerdings die Thrombosegefahr sehr gering.

Prothesenluxation

Ist die Spannung des Muskel-Bandapparates im Hüftbereich nach der Operation noch ungenügend oder kommt es zu einer atypi-schen Lage der Prothesenpaare, kann es vorkommen, dass der Hüftkopf aus der Hüftpfanne austritt (luxiert). Die Verbindung der Gleitpaarung ist dann unterbrochen. Das Herausspringen einer Prothese passiert verhältnismäßig häufig, wenn der seitliche oder hintere Zugang zum Hüftgelenk gewählt wird. Mögliche Ursachen können Voroperationen, eine ungünstige Positionierung der Pro-thesenteile, falsche Bewegungen sowie eine schwache Hüftmus-kulatur sein.

Es ist daher in den ersten Wochen nach der Operation darauf zu achten, keine „falschen" Bewegungen auszuführen. In dieser Zeit bildet sich eine neue Gelenkkapsel um das künstliche Gelenk und

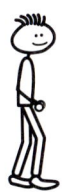

die Gesäßmuskulatur wird wieder aufgebaut. Danach ist die Gefahr einer Luxation sehr gering.

Eine Hüftgelenksluxation ist äußerst schmerzhaft und führt sofort zur starken Bewegungseinschränkungen. Das ausgerenkte Gelenk wird vom Arzt wieder eingerenkt, was in einigen Fällen unter Röntgenkontrolle erreicht werden kann. Im Anschluss muss der Patient für ca. sechs Wochen eine Hüftgelenkbandage tragen. Bei mehrmaliger Wiederholung von Luxationen bzw. Schädigungen der Prothese ist allerdings ein erneuter operativer Eingriff in Kurznarkose notwendig.

Luxationen sind sehr selten, wenn nach der AMIS®-Methode operiert wurde.

Werden Prothesen mittels der AMIS®-Methode, also über den vorderen Zugang eingesetzt, besteht kaum Luxationsgefahr. Nur bei vermehrter Adduktion und Außenrotation des operierten Beines im Liegen sowie bei starker Hüftflexion mit Adduktion und Innenrotation im Sitzen kann dies eventuell passieren.

Knochenbrüche/Fissuren

Bei zementfreien Prothesen kann es während der Vorbereitung des Knochens oder des Einsetzens zu Rissen in den Knochen kommen. In diesen Fällen wird der lädierte Knochen mit Schlauchklemmen stabilisiert. Zur Ausheilung des Risses wird empfohlen, das Bein etwa sechs Wochen nicht zu belasten.

Knochenbrüche im Bereich der Prothese aufgrund von schweren Stürzen oder Unfällen bedürfen in der Regel immer einer Operation mit einer längeren Entlastungsphase.

Beinlängendifferenz

Auch trotz genauer Überprüfung und Planung mithilfe spezieller Schablonen am Röntgenbild kommt es immer wieder zu Beinlängendifferenzen.

Durch unterschiedlich lange Steckköpfe an den Hüftprothesen kann die Beinlänge während der Operation justiert werden. Unterschiedliche Beinlängen nach Hüftoperationen können nicht ausgeschlossen werden. Oftmals waren die Beine schon vor der

Operation unterschiedlich lang. Bei Fehlformen des Hüftgelenks ist eine Beinlängendifferenz jedoch wünschenswert und wird daher im Rahmen der Operation berücksichtigt. Eine Beinlängendifferenz kann auch durch eine Erhöhung der Schuhsohle, durch ein Fersenkissen oder mit einer einseitigen Absatzerhöhung ausgeglichen werden. Diese Maßnahmen werden ab einem Unterschied von mehr als 1,5 cm empfohlen, um eine Mehrbelastung der künstlichen Hüfte zu vermeiden, was sich sonst negativ auf die Wirbelsäule sowie auf andere Gelenke auswirken kann. Differenzen bis zu 1,5 cm haben viele Menschen von Natur aus, ohne dass sie es wissen!

Ein Beinlängenunterschied ist leicht durch eine einseitige Schuhabsatzerhöhung ausgleichbar.

Ossifikationen (Verknöcherungen)

Weichteilverknöcherungen (Verkalkungen) im Bereich des operierten künstlichen Gelenks kommen sehr selten vor. Sie bilden sich erst im Laufe des ersten Jahres nach der Operation, können zu Bewegungseinschränkungen führen und Schmerzen verursachen. Männer sind davon häufiger betroffen als Frauen. Eine vorzeitige Belastung des operierten Gelenks kann diese Verknöcherungen verursachen. Die genauen Ursachen sind nicht bekannt.
Verknöcherungen können bei starken Schmerzen und Bewegungseinschränkungen operativ entfernt werden. Das Risiko einer erneuten Verknöcherung ist nicht ausgeschlossen.
Da bei der schonenden AMIS®-Operationstechnik die Gelenkkapsel erhalten bleibt, ist das Risiko einer Ossifikation sehr gering.

Sehr selten!

Prothesenlockerung

Die Prothesenlockerung ist das größte Problem bei künstlichen Hüftgelenken, zumal sie auch Schmerzen verursacht und einer neuerlichen Operation bedarf. Doch dank der neuwertigen Prothesensysteme und der innovativen Operationstechniken darf man sich über eine lange Haltbarkeit und Stabilität des Gelenkersatzes freuen.

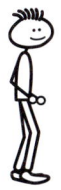

Sollte sich jedoch nach Jahren die Knochensubstanz im Bereich der Prothese massiv verändert haben, müssen in den meisten Fällen Maßnahmen zur Neuverankerung gesetzt werden. Diese operativen Eingriffe sind in der Regel anspruchsvoller, zeitintensiver und mit höherem Risiko verbunden.

Künstliche Gelenksmodelle – auf das Material kommt es an!

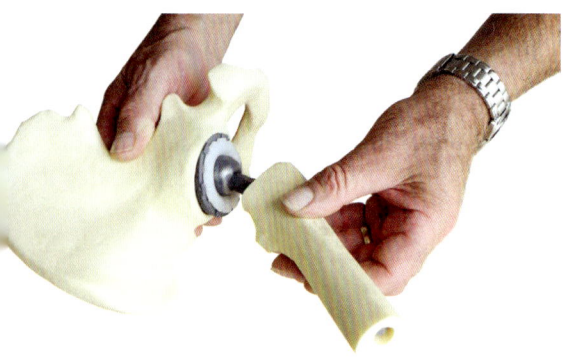

Mittlerweile gibt es zahlreiche künstliche Hüftgelenke, die in der Fachsprache Totalendoprothesen, kurz TEP genannt werden. Sie bestehen wie ein natürliches Hüftgelenk aus einer Hüftpfanne (Außenschale und Einsatz), die in das Becken eingebracht wird, aus einem Hüftgelenk-Schaft (Femur-Schaft), der im Oberschenkelknochen verankert wird, und einem Kugelkopf, der auf den Schaft aufgesetzt wird, um sich in der Pfanne bewegen zu können.

Es werden hochwertige Materialien verwendet, die sehr gut verträglich sind und eine lange Haltbarkeit haben.

Zudem werden unterschiedliche Materialien verwendet, wobei die Wahl von individuellen Faktoren abhängt, wie dem Alter des Patienten, der Qualität der Knochen, der Art der Hüfterkrankung und dem Aktivitätsgrad des Betroffenen. In den meisten Fällen werden hochwertige Kunststoff- oder Keramik- und Metallkomponenten verwendet, wobei der Hüftschaft in der Regel aus einer Metalllegierung (Titan, Kobalt-Chrom oder Edelstahl) und der Kopf aus Keramik oder Metall hergestellt wird. Eine Titanlegierung garantiert eine hohe Biokompatibilität. Das bedeutet, dass dieses sich im direkten Kontakt mit lebendem Gewebe befindliche Material keinen negativen Einfluss auf dessen Stoffwechsel ausübt oder Abwehrreaktionen hervorruft. In der Regel sind die in der Implantologie verwendeten Werkstoffe gut verträglich.

Die Gleitpaare (Hüftkopf und Pfanneneinsatz, die direkt aufeinander treffen) bestehen z. B. aus Keramik-Keramik, weil hier mit den geringsten Verschleißerscheinungen und daher mit der längsten Lebensdauer zu rechnen ist. Während bei Metall-Metall-Kombinationen Komplikationen nicht gänzlich ausgeschlossen werden können (z. B. allergische Reaktionen), müssen sich Patienten auch mit einer Metall-Polyethylen-Gleitpaarung jahrelang keine Sorgen machen.

Neben der Auswahl bester Materialien ist auch die optimale Passform, also der Implantationswinkel der Schaft- und Pfannenkomponenten und die Abstände zueinander, eine wichtige Voraussetzung für eine lange Haltbarkeit.

„Österreich hat mit fast 80 % den höchsten Anteil an hochwertigen und sicheren keramischen Kugelköpfen", freut sich Univ. Prof. Dr. Pflüger, Ärztlicher Direktor und Orthopädievorstand am Evangelischen Krankenhaus in Wien, nach Evaluierung der Daten aus 17 europäischen Ländern.

höchstmögliche Sicherheit bei Hüftprothesen

Ziel der Hüftgelenksimplantation ist die schmerzfreie Funktion der Prothesensysteme im Knochen sowie die Minimierung des Abriebs zwischen den Gleitpaaren. Zudem ist für eine möglichst langanhaltende stabile Prothesenfixierung zu sorgen, selbst wenn das künstliche Gelenk großen Belastungen ausgesetzt wird.

Die Gelenkprothesen sind echte Wunderwerke der Technik und die Prothetik des 21. Jahrhunderts kann stolz auf ihre Leistungen sein. Doch trotz der weit fortgeschrittenen Entwicklung können sie (noch) nicht mit der Qualität natürlicher Gelenke verglichen werden.

Prothesenverankerung –
damit sie sitzt und lange hält!

Die Hüftprothesen können einzementiert, teilweise einzementiert (Hybridprothesen) oder nur (ein)gesteckt werden, abhängig vom Alter der Person und deren Knochenbau bzw. -qualität.

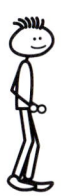

Mittlerweile kann beim Einsetzen zementierter Prothesen auf eine über 30-jährige Erfahrung zurückgegriffen werden. Zementierte Hüftprothesen gelten als sicher und bewährt und haben eine Haltbarkeit von etwa 20–25 Jahren.

Was tun bei Prothesenlockerung?

Kommt es zu einer Lockerung der Prothese, so ist dies auf eine schlechte Verankerung zurückzuführen. Nach einigen Jahren brechen aus der zementierten Schicht einzelne kleine Partikel aus Polyäthylen, Metall oder Keramik ab. In den Hohlräumen bilden sich dann sogenannte Zysten. Die abgebrochenen Teilchen werden von Makrophagen (Fresszellen) in der Gelenkhöhle aufgenommen. Sie wandern anschließend in den Spalt zwischen Knochen und Metall (oder Zement) und greifen den Knochen an. In diesen Fällen (erst nach Jahren!) wird ein Prothesentausch empfohlen, da ein zu stark angegriffener Knochen das Einsetzen eines neuen Hüftgelenks erschwert. Bei der zementfreien Prothese, die eine gute Knochenqualität sowie Zellaktivität erforderlich macht, presst oder schraubt der Chirurg die Hüftpfanne und den Schaft in den Knochen. Zur endgültigen Stabilisierung und Fixierung, die einige Wochen dauern kann, muss der Knochen noch an die Prothesenoberfläche heranwachsen. Während in den Anfangszeiten des Einsetzens von Kunstgelenken ohne Knochenzement die Patienten oft länger nur teilbelasten durften, besteht bei den zementfreien Kunstgelenken der heutigen Generation bereits kurz nach der Operation die Möglichkeit der Vollbelastung. Vorausgesetzt allerdings, die Muskulatur und der Schmerz des operierten Beines lassen dies zu. Man spricht dann von „schmerzadaptierter Vollbelastung". Fest eingewachsen ist die zementfreie Prothese zu etwa 60 % nach sechs bis acht Wochen. In dieser Phase wird empfohlen, die vom Orthopäden individuell verordneten Bewegungseinschränkungen (z. B. den 90-Grad-Winkel zwischen Oberschenkel und Oberkörper) im eigenen Interesse einzuhalten. Ob die Hüftprothese zementiert wird oder nicht, ist länderspezifisch unterschiedlich. In Österreich, Deutschland sowie in der Schweiz wird seit einigen Jahren die unzementierte Methode propagiert.

Bei älteren Hüftpatienten (etwa ab dem 75. Lebensjahr), bei schlechter Knochenqualität, Wechseloperationen sowie bei Schlaganfall-Patienten neigen viele Experten zur Verankerung mittels Knochenzement, um sofort nach der Operation eine gute Fixierung und Stabilität zu erreichen. Zwischen Knochen und Prothese sollte dann kein Spielraum für Bewegung sein. Der Nachteil der Einzementierung ist, dass bei gelockerten zementierten Prothesen der Knochen möglicherweise aufgemeißelt werden muss, um die Zementreste entfernen zu können. Aus diesem Grund geht bei einer Revision, wenn das Einsetzen einer zweiten neuen Hüfte indiziert ist, mehr an Knochenmasse verloren als bei der zementfreien Prothese. Je mehr an Knochensubstanz erhalten werden kann, umso besser sind natürlich die Voraussetzungen für eine Wechseloperation. Mithilfe von Schrauben, Drahtschlingen und dergleichen kann bei Verletzungen oder Brüchen des Knochens Abhilfe geschaffen werden.

Knochenfreundliche Metalllegierungen wie Titan mit zusätzlichen Beschichtungen werden gerne bei der zementfreien Methode verwendet, da diese Legierungen nur in seltenen Fällen Allergien auslösen und ein hervorragendes Einwachsergebnis zeigen. Bei den zementierten Prothesen hingegen verwendet man aufgrund des Zementmantels eine Kobalt-Chrom-Molybdänlegierung, nie aber Eisen oder Stahl.

minimale Allergiegefahr

Die Lebensdauer ist normalerweise mit etwa 20–25 Jahren begrenzt, ob einzementiert oder nicht. Als Lockerungsursachen nennt man Materialermüdung, Werkstofffehler, Metallallergie, dauerhafte Fehlbelastungen, Erkrankung/Ermüdung des Knochengewebes oder Achsenfehler bei der Implantation. Wie Sie Ihr künstliches Hüftgelenk möglichst lange erhalten können und worauf insbesondere in den ersten Wochen und Monaten nach der Hüftimplantation zu achten ist, erfahren Sie im nächsten und übernächsten Kapitel.

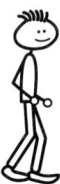

Endoprothesen-Pass

Dieser Ausweis wird von Ihrem Operateur ausgestellt und enthält alle notwendigen Informationen über Prothesentyp, verwendete Materialien sowie über die Implantation selbst. Diese Details sind sehr nützlich bei auftretenden Komplikationen und einem Prothesentausch.

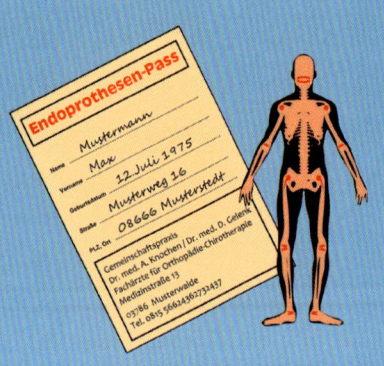

Bitte tragen Sie dieses Dokument stets bei sich und vergessen Sie es keinesfalls auf Reisen! Künstliche Gelenke (metallischer Gegenstand!) können bei den Sicherheitskontrollen auf Flughäfen Alarm auslösen.

Bedenken Sie, dass sich diese Sicherheitsdetektoren vermehrt auch in Museen, Gerichten und diversen öffentlichen Gebäuden befinden! Weisen Sie Ihren Endoprothesen-Pass vor, um diese Sicherheitsschleuse rasch passieren zu können.

Früher oder später operieren – vom richtigen Zeitpunkt

Entsprechend dem Gesetz der Physik unterliegt alles, was sich bewegt, der Abnützung und dem Verschleiß. Dies trifft auch auf unser Hüftgelenk zu, das im Normalfall reichlich Bewegungsarbeit leistet und mannigfaltigen Belastungen ausgesetzt ist.

Immer wieder taucht daher in orthopädischen Praxen die berechtigte Frage nach dem richtigen Zeitpunkt auf. – Wann soll ein künstliches Hüftgelenk implantiert werden? Macht es Sinn, möglichst lange zu warten, oder vielleicht doch nicht?

Zu den häufigsten **Diagnosen**, die letzten Endes mit einem Gelenkersatz therapiert werden, zählen primäre Coxarthrose, Arthrose aufgrund von Hüftdysplasien, rheumatische Arthritis (Gelenksentzündung) sowie Hüftkopfnekrose und Lockerung der Prothese nach mehreren Jahren. Während bei beginnender und milder Arthrose die Beschwerden bei mechanischen Störungen mittels Arthroskopie (Gelenkspiegelung) beseitigt werden können, wird bei der fortgeschrittenen Arthrose begleitet von starken, lang anhaltenden Schmerzen zum Gelenkersatz geraten. Hüftgelenksabnützungen im Frühstadium sind kein Thema für die operative Therapie. Hier versucht man mit medikamentösen Mitteln in Tablettenform oder intramuskulären Injektionen in das betroffene Hüftgelenk die Schmerzen zu reduzieren oder einzudämmen. Hilfreich können auch Physiotherapie, Homöopathie oder Akupunktur sein.

Zu jung für einen Gelenkersatz? – Ein schmerzfreies Gelenk bedeutet für jeden Menschen in jedem Lebensalter eine bessere Lebensqualität. Leider müssen sich manchmal auch junge, sportliche Menschen mit der Frage nach dem richtigen Zeitpunkt für ein künstliches Hüftgelenk auseinandersetzen. Die rasche Wiederherstellung der Gelenkfunktion sowie der Belastbarkeit bei verschiedenen Aktivitäten ist ein Argument für eine möglichst frühzeitige Operation. Dadurch, dass bei jüngeren Patienten Muskelverkürzungen weniger weit fortgeschritten sind und die Knochenqualität mit Sicherheit wesentlich besser ist, sind operative Eingriffe einfacher und der Rehabilitationsprozess wesentlich kürzer.

Zu alt für einen Gelenkersatz? – Sind die allgemeinen körperlichen Voraussetzungen für eine Operation gegeben, spricht nichts gegen die Implantation eines künstlichen Hüftgelenks, das älteren Menschen ebenfalls mehr Mobilität und Selbstständigkeit verschafft und die Lebensqualität verbessert. Je später die Endoprothese eingesetzt wird, umso später finden Austauschoperationen statt. Zudem wird das künstliche Hüftgelenk bei einem älteren Menschen aufgrund der geringeren körperlichen Aktivitäten weniger in Anspruch genommen und belastet als bei einem bewegungshungrigen und sportaffinen Menschen.

Theoretisch gibt es bei Gelenkersatzoperationen keine Altersobergrenze. Die Entscheidung zu operieren oder nicht, hängt daher weniger vom Alter des Betroffenen, sondern vielmehr von dessen Allgemeinzustand und Zusatzerkrankungen ab.

> Ihr Körper bzw. Ihre Hüfte sagt Ihnen, wann der richtige Zeitpunkt für eine Operation gekommen ist. Leiden Sie nicht unnötig lange!

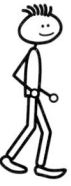

Steht eine Austauschoperation an, dann sollte darauf ebenfalls nicht allzu lange gewartet werden, da der Eingriff mit zunehmender Lockerung der Prothese nicht nur schwieriger, sondern für den Betroffenen auch belastender werden könnte. Wechseloperationen sind daher früh- bzw. rechtzeitig anzudenken!

Entscheidungshilfe: Art der Schmerzen und Grad der Beweglichkeit

Eine wichtige Entscheidungshilfe ist neben dem Ausmaß und der Art der Schmerzen die Qualität der Beuge-, Streck- und Drehbeweglichkeit des Hüftgelenks. Sofern ausreichend Beweglichkeit vorhanden ist oder die Möglichkeit besteht, diese durch gezielte Physiotherapie oder mittels physikalischer Methoden zu verbessern, kann in den meisten Fällen mit der Implantation gewartet werden. Wenn Sie aber am Morgen mit starken Hüftschmerzen aufwachen, aufgrund dessen kaum aus dem Bett herauskommen und sich die Bewegungseinschränkungen am betroffenen Gelenk auch auf andere Strukturen wie auf die Wirbelsäule oder die Kniegelenke zunehmend negativ auswirken, sollte an das Einsetzen eines künstlichen Gelenks gedacht werden. Fragen Sie Ihren Arzt nach der für Sie geeigneten Behandlungs- bzw. Operationsmethode. Er wird abhängig von Ihrem Alter, dem Aktivitätsgrad, der Knochenqualität sowie von Ihren Erwartungen die geeignete Methode vorschlagen. Die Wahl des richtigen Zeitpunktes trifft immer der Patient selbst, der Arzt übt hier nur eine Beratungsfunktion aus und empfiehlt aus seiner Erfahrung.

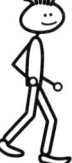

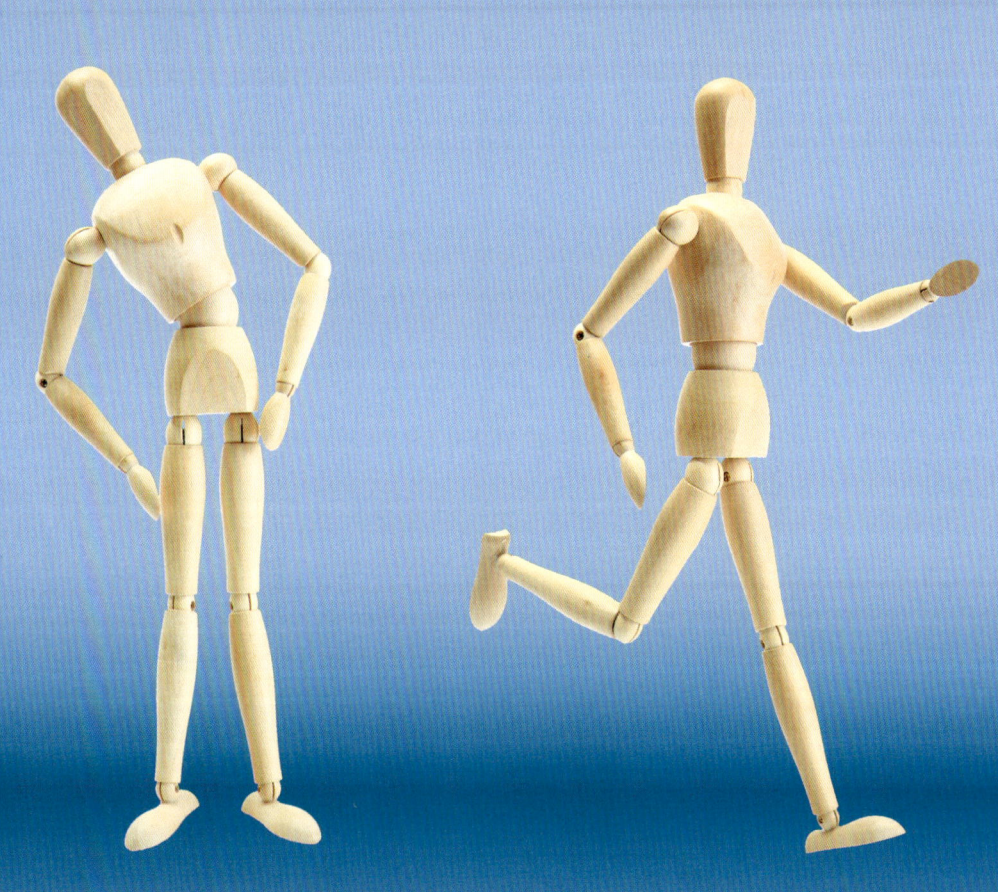

Die „AMIS®"-Hüftoperation
mit Trainingsplan

Auf den nächsten Seiten erfahren Sie, wie Sie sich auf die Hüftoperation vorbereiten können und was Sie in den Tagen danach erwartet.

Machen Sie sich vertraut mit den einfachen, aber effizienten Bewegungsübungen für Ihr operiertes Hüftgelenk, die hier vorgestellt und unmittelbar nach dem Eingriff empfohlen werden. Sie sind leicht durchführbar und dienen der Steigerung der Beweglichkeit, der Verbesserung der Koordination und der Stärkung der Muskulatur. Nehmen Sie sich Zeit zum Üben, fangen Sie langsam an und steigern Sie sukzessive die Anzahl der Wiederholungen. Wenn Ihnen eine Übung schwerfällt, dann probieren Sie diese ein paar Tage später wieder. Achten Sie stets auf Ihre regelmäßige Atmung und halten Sie während den Übungen keinesfalls die Luft an! Außerdem sollten Sie beim Trainieren keine Schmerzen haben. Bewegung soll Spaß machen und vor allem der Gesundheit Ihrer Hüfte dienen!

Vorbereitung auf den Eingriff – und dann entspannt zur Operation!

Bereiten Sie sich auf die Operation vor und seien Sie entspannt! Sie sind bestimmt in besten Händen!

Auch wenn das Einsetzen einer Hüftprothese ein Routineeingriff für erfahrene Orthopäden geworden ist und sich die Heilungsphase positiv verändert und verkürzt hat, wird empfohlen, sich ausgiebig darauf vorzubereiten. Machen Sie sich bitte bewusst, dass Ihr Körper nach diesem operativen Eingriff einerseits eine Ruhezeit, andererseits auch regelmäßiges Bewegungstraining braucht, um das neue Gelenk möglichst lange erhalten zu können. Sie werden im Zuge dessen Ihren Körper bzw. Ihre Hüfte vielleicht sogar besser kennenlernen und anders wahrnehmen. Vergessen Sie nicht: Ihr natürliches Gelenk wird gegen ein künstliches Gelenk ausgetauscht! Das erfordert zumindest in der Anfangsphase eine Anpassung Ihrer Lebensweise.

Seien Sie kritisch bei der Auswahl Ihres orthopädischen Chirurgen. Er sollte schon mehrere Jahre lang und regelmäßig erfolgreich nach der empfohlenen Operationsmethode operiert haben. Lassen Sie sich von Ihrem Arzt auch über die verwendeten Materialien, deren Haltbarkeit und Qualität aufklären. Das gibt Ihnen Sicherheit und Vertrauen in die bevorstehende Operation.

Nicht unwichtig für viele Menschen ist die emotionale Komponente bei der Arzt-Patienten-Beziehung. Sympathie und Vertrauen spielen hier eine besondere Rolle, die keinesfalls unterschätzt werden darf. Für ein bestmögliches Ergebnis der Hüftoperation ist die Nachbetreuung genauso wichtig, zumal anschließend immer wieder Fragen auftreten, die geklärt sein wollen und der Gesundung sowie dem psychischen Wohlbefinden dienen.

Um alle für die Operation notwendigen Untersuchungen durchführen zu können, erfolgt die stationäre Aufnahme in der Regel einen Tag vor der Operation. An diesem Tag werden eine Blutuntersuchung, eine Röntgenaufnahme der Lunge sowie ein EKG (Elektrokardiogramm) durchgeführt.

Das Aufklärungsgespräch mit dem Chirurgen, der die gewünschten Details zur Operation bekanntgibt und Sie über mögliche Risiken und Komplikationen informiert, findet zumeist vorher im Rahmen einer Konsultation oder ambulant statt. Da Sie ihm das schriftliche Einverständnis zur Operation geben müssen, sollten alle Ihre Fragen beantwortet sein. Lassen Sie sich daher über mögliche Risiken wie Thrombose, Blutgerinnsel in der Vene, Lungenembolie, Gefühlsstörungen, Blutergüsse etc. aufklären.

Besprechen Sie mit Ihrem Narkosearzt (Anästhesist) die möglichen Narkosearten (Kreuzstich oder Vollnarkose) und entscheiden Sie sich dann für diejenige, die Ihnen am sympathischsten erscheint und für Sie am besten ist. Nehmen Sie für diese Besprechung fachärztliche Befunde, aktuelle Röntgenbilder und eine Auflistung der Medikamente mit, die Sie regelmäßig einnehmen. Informieren Sie den Anästhesisten über etwaige Vorerkrankungen oder Allergien (z.B. Latex- oder Pflasterallergie, Medikamente), um einen

Arztwahl

Voruntersuchungen

Narkose

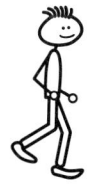

117

komplikationslosen und risikoarmen Ablauf der Narkose bzw. Operation gewährleisten zu können. Es ist das Ziel der Anästhesisten, die Operation sowie die Zeit danach so angenehm und sicher wie nur möglich für den Patienten zu gestalten.

Medikamente

Setzen Sie rechtzeitig vor der Operation blutverdünnende Medikamente sowie metforminhaltige Medikamente (bei Diabetes), aber auch Acetylsalicylsäure (Aspirin®) ab, oder ersetzen Sie diese durch ein anderes geeignetes Mittel. Sprechen Sie bitte mit Ihrem Hausarzt oder Internisten darüber! Meistens reicht es, diese Medikamente 7–14 Tage vor der Operation abzusetzen bzw. zu ersetzen.

Bitte halten Sie in Ihrem eigenen Sinne die absolute Nahrungskarenz mindestens sechs Stunden vor der Operation ein. Keine Speisen, keine Getränke, kein Kaugummi und kein Nikotin! Das Team im Spital wird Sie rechtzeitig darauf aufmerksam machen.

Bereiten Sie sich – sofern möglich – mithilfe eines physiotherapeutischen Trainingsprogrammes auf Ihre Operation vor und lassen Sie sich von Ihrem Physiotherapeuten sicherheitshalber den Umgang mit Stützkrücken erklären. Werden etwaige verkümmerte Muskeln schon vor dem Eingriff gekräftigt, ist man rascher mobil und fit für alltägliche Tätigkeiten. Versuchen Sie daher trotz Schmerzen in Bewegung zu bleiben, um Ihre Muskulatur nicht „einrosten" zu lassen, und profitieren Sie von den einfachen, aber effizienten Übungen, die nach der Operation Tag für Tag der Gesundung Ihrer neuen Hüfte dienen.

Bereiten Sie für Ihren Spitalsaufenthalt Folgendes vor:

↘ vollständige Liste der Medikamente, die Sie regelmäßig einnehmen, inklusive der Einnahmeempfehlungen

↘ Vorbefunde

↘ alle Dokumente für Ihren Spitalsaufenthalt

↘ Kopie Ihrer Versicherungskarte(n)

↘ alle Hilfsmittel (z.B. Stützkrücken), die Ihnen Ihr Arzt vorschreibt

Die Operation und die ersten Stunden danach – geschafft!

Heute ist es soweit: der Tag der Hüftoperation!

Sie sind physisch und psychisch darauf vorbereitet und haben seit mindestens sechs Stunden nichts gegessen und getrunken. Duschen Sie an diesem Tag noch ausgiebig. Verwenden Sie weder Makeup noch eine Gesichtscreme oder Nagellack. Das Krankenpflegepersonal wird Ihnen Venenstrümpfe auf der nicht zu operierenden Seite anziehen, um venöse Stauungen zu vermeiden. Ihr Schmuck, Ihre Brille (Kontaktlinsen) sowie Wertgegenstände ver-

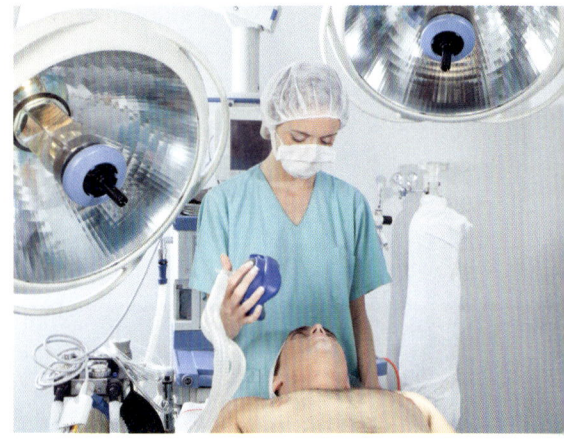

bleiben im Zimmersafe. Den Schlüssel dafür übergeben Sie dem Krankenpflegepersonal zur Verwahrung. Zahnprothesen und künstliche Haarteile lassen Sie ebenfalls in Ihrem Zimmer auf der Station zurück. Für den Weg zur Operation tragen Sie lediglich ein eigens dafür vorgesehenes Operationshemd, das am Rücken zusammengebunden wird.

Der operative Eingriff erfolgt in der Regel mit „Kreuzstich" (Spinalanästhesie), selten in Vollnarkose und dauert etwa eine Stunde. Der Anästhesist legt Ihnen einen Venenkatheter in eine Armvene, über den das Narkosemittel, aber auch Antibiotika und Schmerzmittel während und nach der Operation zugeführt werden können. Bei der Regional- bzw. Spinalanästhesie wird das Lokalanästhetikum in Höhe der Lendenwirbelsäule gespritzt, wodurch sofort eine Gefühllosigkeit der Beine sowie eine Schmerzfreiheit vom Nabel abwärts erreicht werden. Dieses Empfinden hält dann noch einige Stunden nach der Operation an. Zusätzlich wird – falls gewünscht – ein Schlafmittel injiziert. Wenn für die Operation diese

Haben Sie Vertrauen zu Ihrem Anästhesisten und Chirurgen!

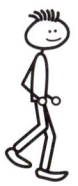

119

Narkoseart gewählt wird, dann können unter Umständen Stimmen und Operationsgeräusche wahrgenommen werden. Sollte dies nicht gewünscht sein, kann Abhilfe durch Musik (Kopfhörer mit der Lieblingsmusik) geschaffen werden. Für Menschen, die während des Eingriffs die Kontrolle über ihren Körper nicht vollständig verlieren wollen, ist – sofern möglich – die Spinalanästhesie die geeignete Methode. Zusätzlich werden eine Blutdruckmanschette und EKG-Elektroden angebracht.

Durch schonende Lagerungstechnik auf einem speziellen Operationstisch wird das erkrankte Bein in Rückenlage fixiert, um dem Chirurgen beim Zugang von der Vorderseite die Voraussetzung für einen guten Zugriff auf den Schenkelhals zu ermöglichen. Hüftpfanne und Schenkelhals werden dann so positioniert, dass das natürliche Gelenk entfernt und das neue, künstliche Gelenk problemlos eingesetzt werden kann. Der Hauteinschnitt bzw. die Öffnung zum Operationsgebiet hat lediglich eine Länge von ca. 4–8 cm. Nach dem Schnitt wird die Hüftkapsel freigelegt, indem die Muskeln ähnlich einem Vorhang zur Seite geschoben werden.

Schonende Lagerung, kurze Hauteinschnitte, keine Muskeldurchtrennung!

Nach der Implantation, nachdem der Hüftkopf in der Hüftpfanne platziert ist, wird der Hautschnitt mit speziellen Fäden zugenäht. Meistens wird eine Drainage (Schlauch) in das Gelenk eingelegt, die ein Abfließen des Blutergusses ermöglicht. Etwa zwei Tage nach der Operation werden diese Schläuche wieder entfernt.

Nach der Hüftoperation werden Sie vorerst in den Aufwachraum gebracht, wo Sie weiterhin von Ihrem Narkosearzt bzw. einem speziell geschulten Personal beobachtet werden. Die Narkosemittel werden abgesetzt bzw. langsam ausgeleitet, sodass die rasche Wiederherstellung der Vitalfunktionen (Herzfunktion, Atmung, Puls etc.) erfolgen kann. Eine Röntgenaufnahme zur Überprüfung der richtigen Lagerung des eingesetzten Hüftgelenks wird am nächsten Tag vorgenommen.

Der 1. Tag nach der Hüftoperation – erste Gehversuche

Nach der „AMIS®"-Methode Operierte verlassen schon am ersten Tag nach der OP das Bett, können selbstständig ihre Körperpflege durchführen und die Toilette benützen. Aufgrund der unterbliebenen Durchtrennung, Einkerbung, Quetschung oder Ablösung von Muskeln und Sehnen, die für das Gehen und Stehen essenziell sind, beginnt die Genesung daher bereits am ersten postoperativen Tag. Die Patienten verspüren lediglich einen Wundschmerz und sprechen von Spannungsschmerzen an Weichteilen.

Bitte seien Sie kein Held, sondern lassen Sie sich Schmerzmittel (in Tablettenform oder per Infusion) geben, um eine rasche Mobilisierung zu ermöglichen! Dann ist auch die Thrombosegefahr geringer. Zur Optimierung der Wundheilung sollte das Rauchen weiterhin unterlassen werden. Um die Schwellung an der Hüfte zu lindern, wird eine Eispackung (Cool pack) über den Verband gelegt. Bitte nie direkt auf die Haut legen – Achtung, Kälteschäden!

Es bedarf ein wenig Zeit und Ruhe, um das Hüftgelenk und seine Funktionen wieder bewusst wahrnehmen zu können. Fühlen Sie in Ihren Körper hinein und erfahren Sie, welche Bewegungen Ihr Hüftgelenk bereits ausführen kann, aber achten Sie stets auf schmerzfreie Bewegungsabläufe. Beginnen Sie vorerst mit der Bewegung im Kopf, und bereiten Sie Ihren Körper mental auf das Hüft-Übungsprogramm vor. Der ganze Körper und die Hüfte werden es Ihnen danken.

Was Sie im Sinne der Thromboseprävention gleich versuchen sollten, sind sogenannte Pumpbewegungen mit den Füßen, die hier vorgestellt werden.

Der Genesungsprozess beginnt am 1. Tag nach der Operation.

Generelle Anmerkung zum Trainingsplan:
Trainieren Sie 2–3 Mal täglich bzw. nach Rücksprache mit Ihrem Physiotherapeuten.

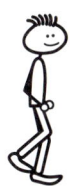

Trainingsplan

1. Im Liegen langsam die Fußspitzen gleichzeitig oder abwechselnd zu den Schienbeinen heranziehen, Spannung kurz halten und dann nach vorne bewegen („Ferse" – „Spitze" – „Ferse" – „Spitze" …), wie Pumpbewegungen.

2. Im Sitzen mit ausgestreckten Beinen diese Pumpbewegungen wie in 1. mit den Füßen machen.

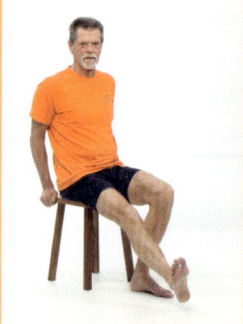 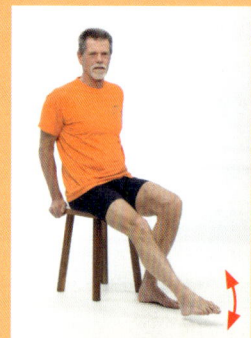

3. Im Liegen mit den Füßen (Fußspitzen) kreisen (links und rechts herum sowie im Wechsel).

4. Im Liegen die Zehen abwechselnd spreizen und zusammenkrallen.

5. Im Sitzen die Zehen abwechselnd spreizen und zusammenkrallen.

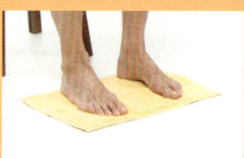 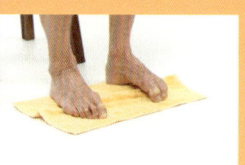

Ein paar Gedanken zum Training:

Üben Sie nach den Angaben in diesem Buch und holen Sie fachlichen Rat bei Physio- oder Bewegungstherapeuten ein, wenn Ihnen manche Bewegungen unklar sind oder Sie Schmerzen verspüren sollten. Im Normalfall sollten Sie nach einigen Tagen eine Verbesserung Ihrer Beweglichkeit im Hüft- und Beinbereich sowie deutliche Linderung Ihrer Beschwerden feststellen können. Vorausgesetzt, Sie folgen den Anweisungen Ihres Arztes und trainieren regelmäßig und richtig! Ein wenig Geduld brauchen Sie jedenfalls immer.

2–4 Tage nach der Hüftoperation –
Gehen und Stiegensteigen

Sollten Sie Schmerzen im Bereich des Operationsgebietes haben, dann teilen Sie dies bitte Ihrem Arzt bzw. dem Pflegepersonal mit. Es ist zumeist gerötet und erwärmt, was Zeichen einer vermehrten Durchblutung ist. Zeigt sich eine Schwellung in diesem Bereich, spricht man von einem Wundödem, das auf vermehrte Wassereinlagerung im Gewebe zurückgeführt wird. Dadurch kommt es zu einer Steigerung des Druckes auf die Nervenenden im umliegenden Areal. Das ist der Grund, warum die Wunde zu schmerzen beginnt und in den meisten Fällen eine Schonhaltung eingenommen wird. Da dies tunlichst vermieden werden sollte, wird bei aufkommenden Schmerzen die Einnahme von geeigneten Medikamenten angeraten. Die Laborwerte (Blutabnahme) geben unter anderem Auskunft über den Entzündungsstatus.

Seien Sie kein Held, wenn Sie Schmerzen haben sollten!

Duschen wird erst ab dem zweiten postoperativen Tag empfohlen, allerdings nur bei Verwendung von wasserundurchlässigen Duschpflastern, die im Spital angeboten werden.

Achten Sie vor allem die ersten Tage nach der Operation auf ausreichende Flüssigkeitszufuhr (viel kohlensäurefreies oder -armes Mineralwasser)! Etwas Bewegung und der Verzehr von Obst werden Ihnen dabei helfen, Ihr Verdauungssystem rascher wieder in Gang zu setzen. Wenn das nicht helfen sollte, werden Medikamente verabreicht.

Aufgrund der gefürchteten Thrombosegefahr wird Ihnen täglich eine Spritze mit einem gerinnungshemmenden Mittel (Heparin) verabreicht. Diese kann in den Oberschenkel oder in die Bauchdecke unterhalb des Nabels gegeben werden. Die meisten Menschen spüren dabei wenig bis gar nichts. Sehr selten treten Nebenwirkungen auf. Es sind lediglich die kleinen, leicht bläulichen Flecken um die Einstichstellen, die einen an diese Spritze erinnern. Aber auch diese verschwinden nach einiger Zeit wieder vollständig. In der Re-

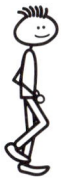

gel wird den Patienten geraten, sich bis zu vier bis sechs Wochen nach der Operation – abhängig von dessen Bewegungsausmaß – Heparin zu spritzen, um das Thromboserisiko einzudämmen. Sie erhalten vor dem Verlassen des Krankenhauses vom Pflegepersonal eine Einschulung, wie diese Spritze verabreicht werden soll und worauf zu achten ist. Somit sind Sie in der Lage, sich selbst aktiv vor der nicht ungefährlichen Thrombose zu schützen. Sollten Sie – aus welchem Grund auch immer – nicht dazu imstande sein, sich diese Spritze zu verabreichen, kann ein ambulanter Pflegedienst eingeschaltet werden. Seien Sie bitte gewahr, dass das Thromboserisiko in den ersten Wochen nach einer Endoprothesenoperation äußerst hoch ist! Aktuelle Untersuchungen sprechen von einer etwa 40%igen postoperativen Thromboserate.

Da ein erhöhtes Thromboserisiko auch noch Wochen nach der Operation besteht, wird insbesondere älteren Menschen das Tragen von Thrombosestrümpfen (Kompressionsstrümpfe) empfohlen. Durch den Gewebedruck von außen wirken sie unterstützend auf die Venen und die Muskulatur, wodurch der Blutrückfluss erleichtert wird und sich keine Blutgerinnsel in den Beinen bilden können. Achten Sie beim Anziehen dieser Strümpfe darauf, dass sich keine Falten oder Druckstellen bilden.

Leichte Fußgymnastik beugt Thrombose vor!

Zur Thromboseprophylaxe wird neben der medikamentösen Vorsorge auch regelmäßige Gymnastik empfohlen, um die Blutzirkulation zu verbessern. Schon das Anspannen der Wadenmuskulatur fördert den Rückstrom des Blutes zum Herzen.

Je nach Alter und körperlicher Verfassung verlassen die Patienten nach drei bis sieben Tagen das Krankenhaus.

Bereits am zweiten postoperativen Tag kann mit einem dosierten Trainingsplan begonnen werden. Ihre Physiotherapeuten im Spital werden Sie mit sämtlichen Alltagsbewegungen vertraut machen, damit Sie möglichst rasch wieder die gewünschte Sicherheit und Selbstständigkeit erreichen.

Auch wenn Sie sich bereits gut fühlen, so seien Sie trotzdem achtsam bei den Bewegungen. Machen Sie die Übungen langsam und bewusst, und denken Sie an die regelmäßige Atmung. Beim richtig ausgeführten Dehnen darf ein leichter Zugschmerz spürbar sein. Sie können die Dehnung von Tag zu Tag steigern. Fühlen Sie die Grenzen der Dehnbarkeit und verfeinern Sie Ihre Körperwahrnehmung. Freuen Sie sich über den täglichen Gewinn von mehr Beweglichkeit und Sicherheit im Hüftgelenk!

Trainingsplan

1a. Körperspannung in Rückenlage

Bauch-, Gesäß- und Oberschenkelmuskulatur anspannen und die Fußspitzen Richtung Oberkörper ziehen. Diese Spannung ca. 3–5 Sekunden halten. Einatmen und anspannen, ausatmen und entspannen.

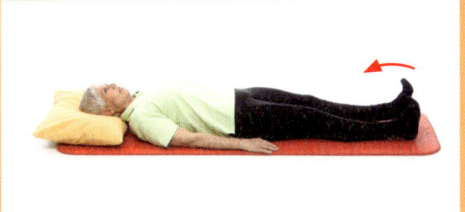 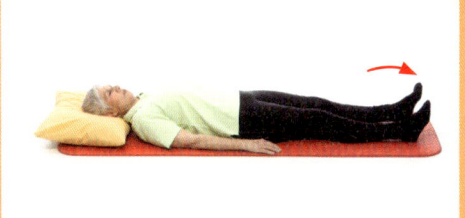

1b. Körperspannung in Rückenlage mit aufgestellten Beinen

Beine aufstellen und den Kopf leicht anheben. Spannen Sie nun Bauch-, Gesäß-, Oberschenkel- und Unterschenkelmuskulatur an und ziehen Sie die Fußspitzen Richtung Oberkörper (Fersen in die Matte drücken). Bleiben Sie kurz (ca. 3–5 Sekunden) in dieser Position und entspannen Sie dann wieder in der Rückenlage mit ausgestreckten Beinen.

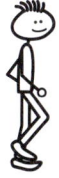

2a. Bein heranziehen

In Rückenlage das operierte Bein langsam zum Gesäß heranziehen (die Fußsohle hat dabei immer Kontakt zur Matte) und wieder langsam ausstrecken. Einatmen und heranziehen, ausatmen und ausstrecken. Bauchmuskulatur anspannen, indem der Nabel zur

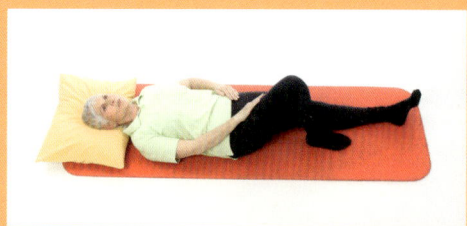

Wirbelsäule gezogen wird. Ziehen Sie das Bein nur bis zur Schmerzgrenze heran, nie weiter, und beachten Sie den 90-Grad-Winkel! Sie werden aber bestimmt jeden Tag weiter kommen!

2b. Beide Beine heranziehen

In Rückenlage werden beide Beine langsam Richtung Gesäß herangezogen und wieder in die Ausgangsposition gebracht. Einatmen und heranziehen, ausatmen und ausstrecken.

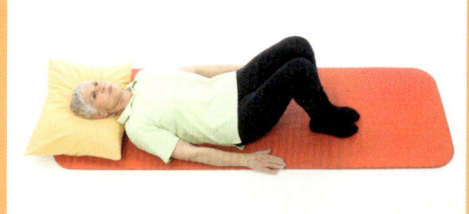

3a. Im Sitzen – Beine zusammendrücken

Beine etwa schulterbreit aufstellen, Hände seitlich auf die Oberschenkel geben und gegen einen Widerstand die Beine ca. 3–5 Sekunden zusammendrücken. Bitte beachten Sie dabei den 90-Grad-Winkel!

3b. Im Liegen – Beine zusammendrücken

Rückenlage, Beine leicht aufstellen und Oberkörper leicht anheben. Hände seitlich auf die Oberschenkel legen und wie in 3a gegen einen Widerstand die Beine kräftig zusammendrücken.

3c. Im Sitzen/Liegen – Beine auseinanderdrücken

Hände an die Innenseite der Oberschenkel legen und gegen einen Widerstand die Beine auseinanderdrücken. Position ca. 3–5 Sekunden halten und dabei einatmen. Ausatmen und entspannen.

4a. Rückenlage – Abspreizen des Beines

Bewegen Sie im Liegen das operierte, gestreckte Bein langsam nach außen und behalten Sie dabei Kontakt zur Matte. Kommen Sie dann wieder zur Ausgangsposition zurück.

4b. Rückenlage – Abspreizen des Beines erschwert

Heben Sie das operierte Bein leicht an (1–2 cm genügen!) und bewegen es langsam nach außen. Kommen Sie dann wieder zur Ausgangsposition zurück und senken Sie das Bein.

5a. Rückenlage – Beckenbewegung

Legen Sie sich auf den Rücken und stellen Sie beide Beine auf. Heben Sie nun das Gesäß leicht an, halten Sie in dieser Position kurz inne und senken Sie es wieder, sodass der Rücken flach aufliegt.

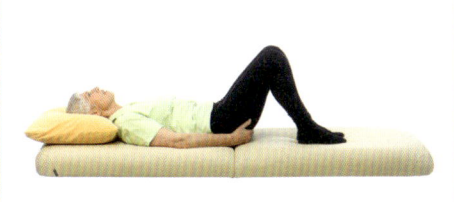 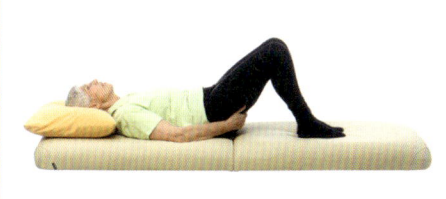

5b. Im Sitzen – Beckenbewegung

Aufrechter Sitz mit Berücksichtigung des 90-Grad-Winkels. Legen Sie Ihre Hände seitlich auf das Becken. Kippen Sie das Becken nach vorne (Hohlkreuz) und dann wieder nach hinten, sodass Sie einen geraden Rücken haben (Bauchmuskulatur dabei anspannen!). Bitte achten Sie dabei auf die aufrechte Oberkörperhaltung!

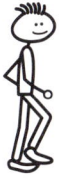

1 Woche nach der Hüftoperation – Entlassung aus dem Spital

Frühestens sieben bis zehn Tage nach der Operation können die Hautnähte von Ihrem Chirurg oder praktischen Arzt entfernt werden. Der Schnitt ist sehr klein und die Wunde heilt bei gutem Hautgewebe gut und rasch. Das Entfernen der Nähte ist in der Regel kaum bis gar nicht schmerzhaft. Vergessen Sie nicht, dass sich unter der Haut noch weitere Nähte befinden, deren Fäden sich nicht so schnell auflösen und in manchen Fällen noch zwicken können. Das vergeht jedoch nach einiger Zeit. Bei der Intracutannaht, bei der sich der Faden knapp unter der Hautoberfläche hin- und herwendelt, wird die Hautoberfläche nur am Anfang und am Ende der Naht verletzt. Das Entfernen von Nähten ist hier nicht notwendig. Beobachten Sie den Heilungsprozess und bewegen Sie zur Beschleunigung dieses Prozesses ein wenig die Narbe. Diese hat zunächst eine rötliche Farbe, ehe sie leicht einsinkt und verblasst. Bedenken Sie die geringere Dehnfähigkeit des Narbengewebes und die damit verbundene mögliche Bewegungseinschränkung. Stress, Nikotin, Alkohol, ausgedehnte Sonnenbäder und das Lebensalter können einen negativen Einfluss auf die Heilung der Narbe haben. Bei der Unterstützung der Wundheilung spielt auch die Ernährung eine nicht unwesentliche Rolle. Mit guter, ausgewogener Ernährung mit viel Obst und Gemüse leisten Sie einen sehr wichtigen Beitrag zur raschen (Wund-)Heilung.

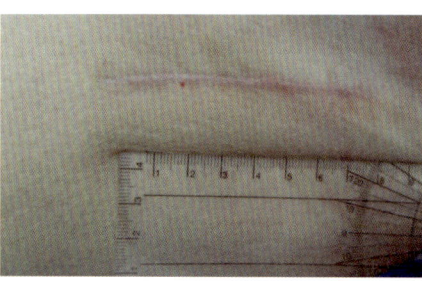

Anfangs sind Narben noch leicht rötlich gefärbt, ehe sie verblassen.

Narbenpflege und -massage:

Beginnen Sie mit der durchblutungsfördernden Narbenmassage, sobald die Wunde geschlossen ist und die Fäden gezogen wurden. Je früher das Narbengewebe behandelt wird, desto besser ist das Ergebnis. Sichtbare Erfolge erreichen Sie nur, wenn Sie die Behandlung konsequent über einen Zeitraum von einigen Monaten fortsetzen.

Verwenden Sie für die Narbenmassage eine spezielle Narbensalbe aus der Apotheke oder eine Fettsalbe mit Calendula oder Johanniskrautöl.

Schützen Sie die Narbe etwa ein halbes Jahr bis ein Jahr mit einem guten Sonnenschutzmittel vor intensiver Sonnen- und UV-Bestrahlung. Solarium, Saunabesuche sowie Kälte können das besonders empfindliche Narbengewebe negativ beeinflussen und unerwünschte Veränderungen der Hautbeschaffenheit hervorrufen.

↘ Machen Sie mit dem Daumen kleine Kreise auf der Narbe und um sie herum!

↘ Massieren Sie mit kleinen Kreisen zur Narbe hin!

↘ Ziehen Sie die Narbe mit den Fingern auseinander!

↘ Schieben Sie die Narbenränder mit leichtem Druck aneinander vorbei. Führen Sie dann die Fingerspitzen zunächst im Zickzack-Kurs und anschließend in Spiralen über die Narbe. Diese Bewegungsabfolge sollte so lange wiederholt werden, bis das Massageöl bzw. die Narbensalbe einmassiert ist.

Sie fühlen sich bereits sehr beweglich und denken vielleicht schon an eine sportliche Aktivität, die Sie noch bis kurz vor dem Eingriff ausgeübt haben. Das ist ein gutes Zeichen. Gehen Sie bereits gedanklich Nordic walken, wandern, Rad fahren oder sogar Ski fahren und arbeiten Sie mental an Ihrem Trainingserfolg. Schritt für Schritt kommen Sie an Ihr gewünschtes Ziel.

Aktiv können Sie jedoch schon die aufgezeigten Bewegungsübungen sowie die in diesem Kapitel angeführten Übungen durchführen!

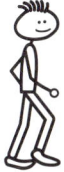

Trainingsplan

1a. Beinheben im Vierfüßlerstand

Aus dem Vierfüßlerstand ausschließlich das operierte Bein (leicht) gestreckt bis zur Waagrechten anheben, halten und wieder senken, aber ohne den Boden zu berühren. Achten Sie auf einen geraden Rücken und korrigieren Sie Ihr Becken vor einem Spiegel. Kopf, Hüfte und Beine müssen in einer Linie sein. Blick zum Boden! Kein Beinwechsel, weil das operierte Bein möglicherweise noch nicht voll belastbar ist.

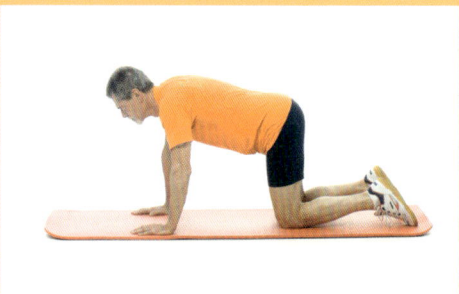

Vierfüßlerstand als Startposition

1b. Beinheben im Vierfüßlerstand – erschwert

Im Vierfüßerstand das angehobene Bein im Knie abwinkeln, sodass dessen Fußsohle nach oben zeigt (rechter Winkel zwischen Oberschenkel und Wade). Das Bein mehrmals hintereinander langsam nach oben ziehen. Spüren Sie dabei die Dehnung im Hüftgelenk. Kein Beinwechsel!

2a. Bauchlage mit ausgestreckten Beinen

Kopf bzw. Stirn auf die übereinanderliegenden Hände legen. Bauch-, Gesäß- und Oberschenkelmuskulatur anspannen und ein Bein gestreckt, leicht und langsam anheben und wieder senken. Das Becken bleibt dabei flach am Boden liegen. Beinwechsel.

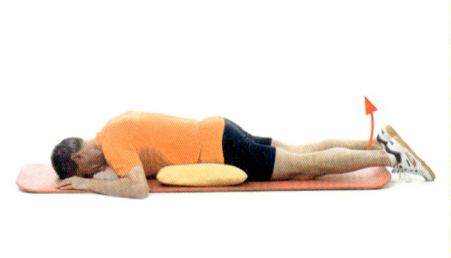 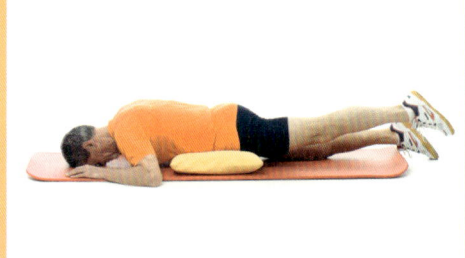

2b. Bauchlage mit ausgestreckten Beinen – isometrisch

Wie in 2a in der Bauchlage ein Bein anheben und ca. 3–5 Sekunden in dieser Position verharren. Dann das Bein langsam wieder zum Boden bringen und ohne den Boden zu berühren wieder anheben. Beinwechsel.

3a. Halbe Hüftbeugung in Rückenlage

Rückenlage, Beine leicht aufstellen, Fußspitzen anheben. Bringen Sie nun den Oberkörper mithilfe der ausgestreckten Arme nach oben und bleiben Sie ca. 3–5 Sekunden in dieser Position. Arme aus dem Schultergelenk herausziehen. Langsam wieder in die Ausgangsposition zurückkommen. Achtung, die Hüfte soll weniger als 90 Grad gebeugt sein!

3b. Halbe Hüftbeugung in Rückenlage mit Theraband

Ausgangposition wie in 3a. Theraband unter beide Fußsohlen geben und mit beiden Händen festhalten. Jetzt Oberkörper leicht nach oben ziehen und dabei einatmen. Langsam wieder in die Ausgangsposition gehen und ausatmen.

4a. Im Sitzen – Bein anheben

Beine schulterbreit aufstellen. Im Sitzen (Winkel über 90 Grad beachten!) den Unterschenkel des operierten Beines langsam in die Waagrechte bringen. Einatmen und Bein anheben, ausatmen und Bein wieder zum Boden bringen. Kein Beinwechsel!

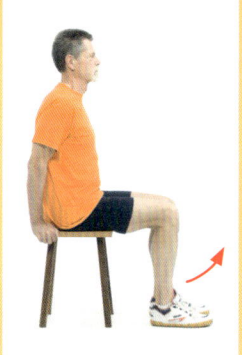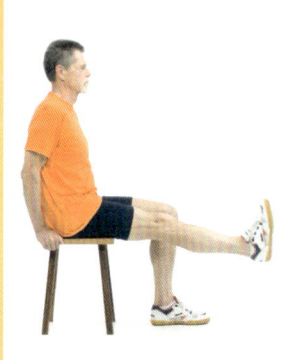

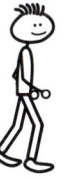

4b. Im Sitzen – Bein anheben erschwert

Im Sitzen den Unterschenkel des operierten Beines langsam in die Waagrechte bringen. Dabei die Lendenwirbelsäule in die Rückenlehne pressen und das andere Bein aktiv in den Boden drücken. Wenn Sie Armlehnen haben, dann nehmen Sie diese zu Hilfe. Kein Beinwechsel!

5a. Dehnung der Wadenmuskulatur

Stellen Sie sich vor Ihr Bett bzw. vor einen Tisch und stützen Sie sich leicht mit beiden Händen ab. Stellen Sie nun das operierte Bein im leichten Ausfallschritt nach hinten, die Fußspitzen zeigen nach vorne. Ziehen Sie nun die Ferse des operierten Beines mit Gefühl zum Boden und spüren Sie die Dehnung im Unterschenkel und in der Hüfte. Kein Beinwechsel!

5b. Dehnung des Wadenmuskulatur – Variante

Stellen Sie sich im leichten Ausfallschritt (operiertes Bein hinten) vor eine Wand. Drücken Sie sich mit beiden Händen in Schulterhöhe dagegen und ziehen Sie die Ferse des operierten hinteren Fußes nach unten. Kein Beinwechsel!

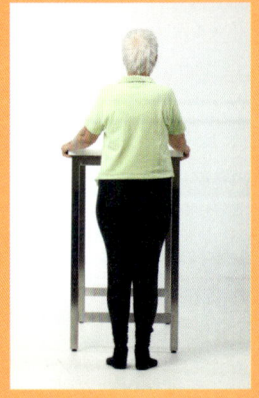

Ausgangsposition

2–4 Wochen nach der Hüftoperation –
selbstständig Auto fahren

Man kann es nicht oft genug erwähnen, aber Bewegung ist und bleibt das Um und Auf und trägt zur schnellen Genesung nach einer Hüftoperation bei. Aus diesem Grund ist die persönliche, aktive „Nachbehandlung" der Hüftoperation entscheidend für ein langfristiges gutes Ergebnis!

Setzen Sie sich erreichbare Bewegungsziele für die nächsten Wochen und Monate und arbeiten Sie an deren erfolgreicher Umsetzung. Nur ein regelmäßiges Training bringt den erwünschten Erfolg! Gönnen Sie sich jedoch zwischendurch etwas mehr Ruhe und Entspannung als sonst! Ein operativer Eingriff, insbesondere das Einsetzen eines künstlichen Gelenks, wirkt sich bei den meisten Menschen auch auf das psychische Wohlbefinden aus. Dieses kann vorübergehend etwas „aus der Balance" geraten. Der Heilungsprozess findet ja nicht nur auf der körperlichen, sondern ebenfalls auf der seelischen Ebene statt und braucht Zeit. Vergleichen Sie Ihren Genesungsprozess nicht mit dem anderer, sollte der besser sein oder rascher vorangehen! Jeder Mensch ist einzigartig und so ist jede Operation ein individueller Eingriff, dessen Ergebnis nicht nur vom Operateur selbst, sondern von vielen anderen unterschiedlichen Faktoren abhängt.

Die Mehrheit der Hüft-Patienten klagt nach der Operation über eine Phase der Niedergeschlagenheit, über Depressivität und (leichte) Traurigkeit, die sich mit zunehmender Verbesserung der Beweglichkeit und Selbstständigkeit in den meisten Fällen wieder legt. Es hilft, sich über mehr und mehr Beweglichkeit von Tag zu Tag, von Woche zu Woche zu freuen, und nicht nur an die Krankheit bzw. an die Operation zu denken und darüber zu sprechen. Versuchen Sie sich abzulenken mit Dingen und Aktivitäten, die Ihnen Freude machen. Eine Patientin hat nur drei Tage nach der Hüftoperation noch im Spital gemeint, sie würde sich schon so sehr auf das Einkochen der Aprikosen aus ihrem eigenen Garten freuen und hofft, das Spital in Kürze verlassen zu können.

Leisten Sie jeden Tag einen wertvollen Beitrag zur Hüftstreckung. Es macht sich bestimmt bezahlt, denn das funktionelle Endergebnis der Hüftprothesen-Operation hängt auch von der Qualität der physiotherapeutischen Nachbehandlung und Ihres Bewegungstrainings ab.

Sie wollen schon Tennis spielen, langlaufen, Ski fahren oder Rad fahren? Fragen Sie Ihren Orthopäden, was er dazu meint.

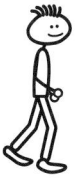

Trainingsplan

1a. Bein heben und senken

Legen Sie sich flach auf den Rücken und stellen Sie beide Beine auf. Die Arme liegen gestreckt neben dem Körper, die Handflächen auf der Matte. Heben Sie nun Ihr operiertes Bein unter Beibehaltung des etwa 90-Grad-Winkels leicht an und senken Sie es langsam und kontrolliert wieder, ohne dabei den Boden zu berühren.

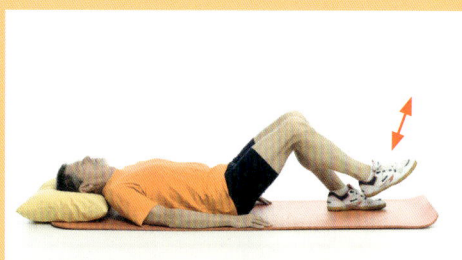

1b. Bein heben und senken – erschwert

Zur Steigerung der Übung 1a heben Sie während der Bewegung Ihren Kopf leicht an.

2a. Angewinkeltes Bein mit Theraband heranziehen

Rückenlage, Theraband um die Unterseite des operierten Oberschenkels legen (nahe des Knies) und mit beiden Händen gegen einen leichten Widerstand langsam heranziehen. Das andere Bein liegt gestreckt am Boden. Achtung auf den 90-Grad-Winkel! Einatmen und Bein heranziehen, ausatmen und Ausgangsstellung.

2b. Gestrecktes Bein mit Theraband heranziehen

Rückenlage, Theraband um die Unterseite des operierten Oberschenkels legen und Bein (fast) gestreckt zum Oberkörper bringen. Nun mit dem Bein kleine Wippbewegungen machen.

3. In Rückenlage Rad fahren

Rückenlage, Hände evtl. neben dem Körper abstützen. Mit dem operierten Bein kleine Radfahrbewegungen ausführen.

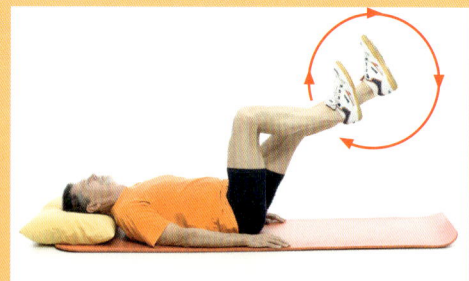

4a. Bein hochspreizen

Seitenlage auf dem nicht operierten Bein. Heben Sie nun das operierte Bein gestreckt nach oben und senken Sie es wieder. Spannen Sie dabei – wenn möglich – die Oberschenkel- und Gesäßmuskulatur an. Mit der oben liegenden Hand vorne auf der Matte leicht abstützen.

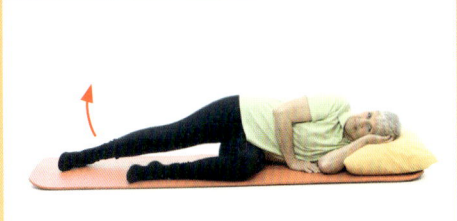 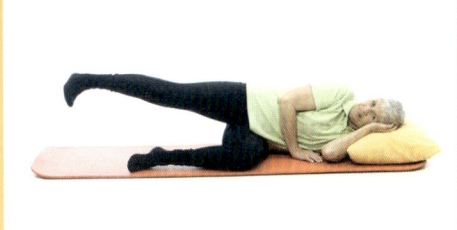

4b. Bein hochspreizen und wippen

Position wie in 4a. Machen Sie nun mit dem operierten, angehobenen und gestreckten Bein leichte Wippbewegungen.

5a. Seitenlage – unteres Bein anheben

Seitenlage auf dem operierten Bein. Legen Sie das obere Bein angewinkelt vor den Körper ab, heben Sie das untere Bein leicht an und senken Sie es wieder. Mit der oben liegenden Hand vor dem Körper abstützen.

5b. Seitenlage – unteres Bein anheben und wippen

Position wie in 5a, und nun mit dem unteren, gestreckten Bein leicht wippen.

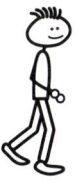

1–2 Monate nach der Hüftoperation –
wieder sportlich aktiv!

Sie haben sich bestimmt schon an Ihr neues Hüftgelenk gewöhnt und sind hoffentlich schmerzfrei und beweglicher als vor der Operation. Sollten Sie mit Ihrem Genesungsprozess (noch) nicht ganz zufrieden sein, dann nehmen Sie bitte zur Kenntnis, dass der Körper das Tempo der Heilung bestimmt und nicht der Kopf. Jeder wird verstehen, dass Sie wieder so schnell wie möglich aktiv sein wollen, aber der Körper braucht eben seine Zeit für die Wiederherstellung nach der Operation, die als großer schädlicher Eingriff in den gesamten Organismus wahrgenommen wird. Geben Sie daher Ihrem Körper die benötigte Zeit, sich an das neue Gelenk zu gewöhnen und die geschwächte Muskulatur aufzubauen. Aber lassen Sie sich nicht entmutigen. Bei regelmäßigem Training wird es Ihnen leichter fallen, das operierte Bein kontrolliert und schmerzfrei zu bewegen. Für die ersten Monate reicht es völlig aus, für die Übungen lediglich das Eigengewicht einzusetzen. Erst danach können Sie nach Rücksprache mit Ihrem Arzt oder Therapeuten Gewichte bzw. Widerstände einsetzen.

Sie dürfen nicht vergessen, dass der Körper vor der Operation eine bestimmte Schonhaltung eingenommen hat (vor allem bei älteren Menschen mit langem Leidensweg), die zu korrigieren Zeit benötigt. Lernen Sie wieder das richtige Gefühl für Symmetrie kennen und spüren Sie, wie es sich anfühlt, gerade zu stehen, sollten Sie vor der Operation bereits „in körperlicher Schieflage" gewesen sein. Kontrollieren Sie Ihre Körperhaltung und Ihren Gang vor einem Spiegel und seien Sie dabei kritisch und genau!

Nehmen Sie sich, wo immer Sie sich befinden (zu Hause, im Büro, im Bus, beim Gehen etc.) zwischendurch Zeit für Ihre Hüfte und die Wahrnehmungsschulung. Es ist sinnvoller, mehrmals täglich für eine kurze Zeit zu üben (z. B. 3 × 10 Minuten) als einmal täglich ein längeres Training von 30 Minuten zu machen.

Für das Muskelaufbautraining sind Sie selbst verantwortlich. Ihr Physiotherapeut und Arzt geben Ihnen nur das Know-how, trainieren müssen Sie selbst!

Ihr Gelenk braucht jetzt Stabilität durch entsprechendes, regelmäßiges Training und eine optimale koordinierte Muskelsteuerung, um die Mobilität des Gelenkersatzes möglichst lange zu erhalten. Bitte belasten Sie Ihr Gelenk niemals durch zu langes oder intensives Training mit Gewichten.

Sie werden wahrscheinlich bemerken, dass Sie in den ersten Wochen nach der Operation auch nach nur kurzen Anstrengungen schneller ermüden. Alltagstätigkeiten gehen einem noch nicht so locker von der Hand und es müssen immer wieder kurze Pausen eingelegt werden. Stehen und Liegen sind in den ersten Wochen schonender und angenehmer als langes Sitzen. Sie werden es selber merken!

Hätten Sie es gewusst …?

Wenn ein Bein nicht belastet werden darf, verlieren seine Muskeln sehr schnell an Substanz, nämlich 5–10 % pro Woche.

Seien Sie sich dessen bewusst, dass es 6- bis 8-mal so lange dauert, einen geschwächten Muskel wieder aufzubauen. Wird Ihnen eine Woche Bettruhe verordnet, müssen Sie mit einem Muskeltraining von fast zwei Monaten rechnen.

Das zeigt Ihnen, wie wichtig es ist, mit dem Muskelaufbautraining so früh wie möglich zu beginnen. Doch selbst wenn nur das gesunde Bein intensiv trainiert wird, gewinnt auch das andere Bein etwas an Kraft.

Trainingsplan

1a. Im Stehen – Bein zum Gesäß

Aufrechter Stand. Greifen Sie mit der gleichseitigen Hand um das Sprunggelenk des operierten Beines und ziehen Sie diesen Fuß Richtung Gesäß. Halten Sie diese Position bei geradem Rücken und angespannter Bauchmuskulatur ca. 5–10 Sekunden. Dadurch wird das Hüftgelenk gestreckt. Stützen Sie sich zur Sicherheit an der Wand ab.

1b. Im Sitzen – Bein zum Gesäß

Setzen Sie sich so auf einen Sessel oder Hocker, dass das operierte Bein seitlich überhängt. Ziehen Sie nun den Fuß mit der gleichseitigen Hand Richtung Gesäß. Als weitere Alternative können Sie diese Bewegung auch im Liegen ausführen.

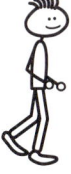

2a. Dehnen auf der Stiege

Stellen Sie sich vor eine Stiege und geben Sie das operierte Bein auf die erste oder zweite Stufe. Das andere Bein ist gestreckt, der Rücken gerade und der 90-Grad-Winkel wird berücksichtigt. Üben Sie nun vorsichtig mit den Händen dosierten Druck auf den Oberschenkel aus und neigen Sie dabei den Oberkörper leicht nach vorne. Bauchmuskulatur anspannen. Dehnen Sie so die hintere Oberschenkelmuskulatur des operierten Beines und halten Sie diese Position für ca. 5–10 Sekunden.

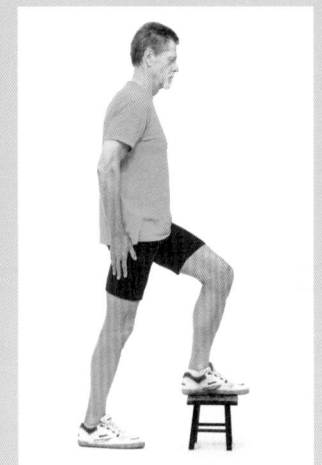

2b. Dehnen auf der Stiege – erschwert

Position wie in 2a, nur gehen Sie nun mit dem nicht operierten Bein leicht in die Knie, während Sie mit beiden Händen dosierten Druck auf den Oberschenkel des operierten Beines ausüben. Bauchmuskulatur anspannen.

3a. Bein abspreizen

Geben Sie das operierte, gestreckte Bein seitlich auf die erste oder zweite Stufe und üben Sie mit der gleichseitigen Hand Druck auf den Oberschenkel des operierten Beines aus. Der Oberkörper ist dabei aufrecht. Bauch- und Gesäßmuskulatur anspannen.

3b. Beine abspreizen – erschwert

Position wie in 3a, nur gehen Sie nun mit dem nicht operierten Bein leicht in die Knie, während Sie Druck auf den Oberschenkel des operierten Beines ausüben. Bauch- und Gesäßmuskulatur anspannen.

4a. Knien und dehnen

Einbeinkniestand, Arme hängen entspannt neben dem Körper. Das zu dehnende operierte Bein befindet sich hinten (Unterschenkel bzw. Schienbein liegt auf der Matte), das andere Bein ist im 90-Grad-Winkel vorne aufgestellt. Schieben Sie nun das Becken nach vorne (Gewichtsverlagerung nach vorne), bis Sie eine Dehnung im Leistenbereich sowie im Oberschenkel spüren. Achten Sie dabei auf einen aufrechten Oberkörper und spannen Sie die

Bauchmuskulatur an. Das Becken darf nicht verdreht werden. Bleiben Sie kurz in der Dehnung und kommen Sie dann wieder zur Ausgangsposition zurück.

Achten Sie bei dieser Übung auf eine weiche Unterlage!

4b. Knien und dehnen plus

Übung wie in 4a. Ziehen Sie nun das Sprunggelenk des hinteren operierten Beines mit der gleichseitigen Hand Richtung Gesäß und bewegen Sie aktiv diesen Unterschenkel in die entgegengesetzte Richtung, nämlich nach hinten. Um die Hüftmuskulatur (Leistenbereich) mehr zu dehnen, schieben Sie wie in Übung 4a das Becken leicht nach vorne.

Achten Sie bei dieser Übung auf eine weiche Unterlage!

5a. Kreisende Bewegungen im Stehen

Aufrechter Stand. Machen Sie mit dem operierten Bein seitlich (nicht vor dem Körper!) kleine kreisende Bewegungen und lassen Sie diese Kreise immer größer, aber nicht zu groß werden. Führen Sie diese Bewegungen bei möglichst aufrechter Körperhaltung langsam aus. Halten Sie sich bei Unsicherheit mit einer Hand an der Wand/am Tisch an.

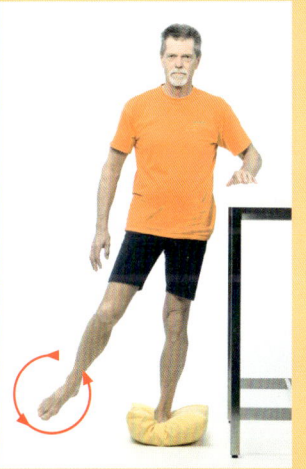

5b. Kreisende Bewegungen mit angezogenen Beinen

Heben Sie das operierte Bein leicht an und beachten Sie dabei in den ersten Wochen den 90-Grad-Winkel. Führen Sie nun mit dem angewinkelten Bein kreisähnliche Bewegungen nach außen und innen aus, sodass es zu einer Rotation im Hüftgelenk kommt. Behalten Sie dabei den etwa 90-Grad-Winkel zwischen Oberschenkel und Wade bei.

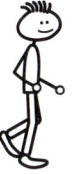

Rehabilitation – empfohlen, aber nicht immer notwendig!

Heilung in der Orthopädie bedeutet zumeist ein neues Übereinkommen mit dem eigenen Körper. Arrangieren Sie sich mit Ihrem neuen Hüftgelenk bzw. mit der neuen Situation und nehmen Sie zur Kenntnis, dass eine Rückkehr zum Urzustand nicht (immer) möglich ist, was auch damit erklärbar ist, dass wir nicht jünger, sondern älter werden.

Im Anschluss an eine Hüfttotalendoprothesen-Operation nach der AMIS®-Methode, bei der keine Muskeln oder Nerven verletzt werden, besteht nur in einzelnen Fällen ein Nachsorgebedarf in einem Rehabilitationszentrum. Rehabilitation wird jedoch empfohlen, da Defizite durch Arthrose, Schmerzen, Dysbalancen und Hinken (Dysplasie) ausgeglichen werden können. Unsicherheit besteht oft darin, wenn es um die Frage nach Belastungen und alltäglichen/sportlichen Aktivitäten geht. Welche sind erlaubt, welche nicht? Umfassende Aufklärungsgespräche mit vertrauensvollen Rehabilitationsmedizinern, die verantwortlich sind für den ganzheitlichen Ansatz des Therapieprogrammes und das Anschlussprogramm zu Hause, sind dabei essenziell. Sie helfen beim Abbau von möglichen Bewegungsängsten und Unsicherheiten und dienen dem Aufbau von Vertrauen in sich selbst und in die Therapie.

Als wesentliche Ziele der Rehabilitation können genannt werden:

↘ Schmerzlinderung bzw. Schmerzfreiheit

↘ Behebung von Zirkulationsstörungen

↘ Beseitigung von Kontrakturen

↘ Verbesserung der Gelenkfunktion bzw. der Beweglichkeit

↘ Aufbau der Muskulatur im Bereich des Hüftgelenks

↘ Verbesserung der gesamten Mobilität

↘ Verbesserung des Gangbildes bzw. Erreichung eines stabilen Gangbildes

↘ Verbesserung der körperlichen Belastbarkeit im Alltag, Beruf und/oder Sport

↘ Wiedererlangung der Selbstständigkeit bei alltäglichen Aktivitäten

↘ Prothesenadaptierte Belastungen

↘ Schulung der Körperselbstwahrnehmung und Beratung nach der TEP-Operation

Vor Beginn der Rehabilitation werden gemeinsam mit dem Patienten die Behandlungsmaßnahmen besprochen und therapeutische Ziele, die bis zum Ende des zumeist dreiwöchigen Rehabilitationsaufenthalts erreichbar sind, gesetzt.

Um diese Ziele zu erreichen, bedarf es der gezielten bewegungstherapeutischen Behandlung, die im Rahmen von Einzel- oder Gruppenkrankengymnastik angeboten werden. Der Vorteil der Einzelsitzungen besteht darin, dass die Übungen individuell auf das Ausmaß der Funktionsbeeinträchtigung des betroffenen Gelenks abgestimmt werden können. Zudem kann die Schmerzgrenze des Hüftpatienten berücksichtigt und das Gangbild verbessert werden.

bewegungs-
therapeutische
Behandlung in
Einzelsitzungen
oder Gruppen

Beim Gruppentraining spielt der psychologische Faktor eine große Rolle, weshalb dieses immer zusätzlich in Anspruch genommen werden sollte.

Nach Verheilung der Operationswunde kann mit dem Bewegungstraining im warmen Schwimmbecken in Form von Einzel- oder Gruppentherapie begonnen werden. Dort werden unter Einbeziehung des Wasserwiderstands Kräftigungsübungen sowie Bewegungsübungen unter Ausnützung der sogenannten Schwerelosigkeit im Wasser durchgeführt.

Da es nach Hüftoperationen häufig zu Lymphödemen (Beinschwellungen) kommt, werden unter anderem auch manuelle Lymphdrainagen angeboten, die den Lymphabfluss auf sanfte Art und Weise anregen. Kneipp'sche Therapien zur Durchblutungsförderung und Kreislaufaktivierung werden zusätzlich oder statt der Lymphdrainage durchgeführt.

Einen äußerst wichtigen Bestandteil in der postoperativen Rehabilitation stellt die Ergotherapie dar. Der operierte Patient soll lernen, alle Tätigkeiten des täglichen Lebens sicher durchzuführen, ohne das Gelenk zu sehr zu belasten. Dazu zählen:

↘ richtiges An- und Ausziehen
↘ richtiges Sitzen und Liegen (Schlafposition)
↘ richtiges Gehen und Stiegensteigen

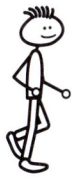

↘ schonendes Bücken

↘ gelenkgerechtes Einsteigen in das Auto und Aussteigen aus dem Auto

Gehen mit Stütz-krücken muss gelernt sein! Manche AMIS®-Patienten brauchen Gehhilfen, aber in der Regel nur anfangs außer Haus.

Tägliche Gehübungen mit den Unterarmstützkrücken im Drei- oder Vier-Punkte-Gang sowie das Stiegensteigen im Wechsel- oder Nachstellschritt gehören zum Rehabilitationsprogramm für Hüft-prothesenpatienten, die nach herkömmlichen Operationstechni-ken operiert wurden, und werden im nächsten Kapitel ausführlich behandelt. Die AMIS®-Patienten brauchen die Stützkrücken in der Regel nur für ca. zwei Wochen und in den meisten Fällen auch nur außer Haus.

Nach erfolgreicher Operation und einem abgeschlossenen Re-habilitationsprogramm kann im Normalfall die Einnahme von schmerzlindernden Medikamenten gänzlich eingestellt werden. Gemeinsam mit dem Rehabilitationsmediziner wird ein neuer Me-dikamentenplan erstellt, der etwaige Begleiterkrankungen und das Alter der Hüftpatienten berücksichtigen soll.

Nachbehandlung und -untersuchung – kurz und schmerzlos!

Der erste große Schritt ist bereits geschafft! Sie haben eine Hüft-endoprothese und freuen sich über mehr Beweglichkeit und eine wesentlich bessere Lebensqualität als zuvor.

In der ersten Zeit wird eine regelmäßige Nachuntersuchung des operierten Hüftgelenks alle drei Monate empfohlen. Der Termin für die erste Nachuntersuchung nach der Operation wird zumeist noch im Krankenhaus vereinbart.

Nach einem Jahr können die Untersuchungsintervalle auf einmal pro Jahr verlängert werden, sofern keine Komplikationen oder Be-schwerden vorliegen. Bei dieser Untersuchung wird mittels Röntgen kontrolliert, wie gut die Prothese im Knochen sitzt und ob Anzeichen für eine Prothesenlockerung erkennbar sind. Die Röntgenbilder können Aufschluss über viele verschiedene Veränderungen am Gelenk geben, die nach medizinischen Interventionen verlangen. Plötzlich auftretende Schmerzen außerhalb der Routineuntersuchungen dürfen jedoch nicht ignoriert werden, sondern sollten Anlass geben, den Arzt zu konsultieren.

Zusätzlich zur Röntgenuntersuchung erfolgt eine klinische Untersuchung durch den Orthopäden, bei der durch spezielle Bewegung die Funktionsfähigkeit des künstlichen Gelenks überprüft wird. Beuge- und Drehbewegungen des Gelenks sollten ohne größere Einschränkungen und Schmerzen möglich sein. Die Mehrheit der Patienten mit Hüftendoprothesen darf sich über ein hohes Maß an Mobilität freuen. Allerdings ist dies abhängig von verschiedenen Faktoren, wie Alter, Vorerkrankungen, Allgemeinzustand, aber auch vom Bewegungs- und Trainingsumfang. Jeder Körper reagiert auf einen operativen Eingriff anders und findet ihn mehr oder weniger belastend. Wie der Gesundungsprozess verlaufen wird, ist daher im Vorhinein nicht abschätzbar. Athleten und Spitzensportler mit einem gesunden Ausgangsniveau bringen beste Voraussetzungen für diese Operation und den anschließenden Genesungsprozess mit. Ein rasches Comeback ist daher keine Seltenheit.

> Der Genesungsprozess verläuft bei jedem anders. Vergleichen Sie sich aber nicht mit anderen!

Wenn Sie bereits ein gewisses Alter überschritten haben und unter chronischen Erkrankungen wie Bluthochdruck, Diabetes, Asthma, Osteoporose leiden, wird der Heilungsverlauf gänzlich anders sein. Sie müssen lediglich etwas mehr Geduld beweisen. Kleine Schritte führen auch zum Ziel! Denken Sie positiv und freuen Sie sich über eine tägliche Verbesserung Ihrer Befindlichkeit. Und Schmerzfreiheit ist auch schon ein großer Segen!

Bedenken Sie stets, je vernünftiger Sie mit Ihrem Gelenkersatz umgehen, umso länger werden Sie Freude damit haben und schmerzfrei sein.

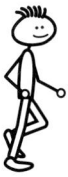

Erfahrungsbericht eines Patienten

„Im Herbst 2011 bekam ich in der linken Hüfte sehr große Schmerzen, und ich konnte meine Sportarten (Tennis, Laufen, Radfahren, Schifahren, Schwimmen) nicht mehr voll ausüben. Mit der Hilfe eines Orthopäden versuchte ich die Schmerzen durch Injektionen zu lindern. Ein paar Monate später besuchte ich dann einen Freund, der schon vor längerer Zeit an der Hüfte operiert worden war. Er erzählte mir von der AMIS®-Methode und wie rasch er nach der Operation wieder beweglich gewesen sei. Er gab mir auch den Namen und die Telefonnummer seines Orthopäden. Ich bekam bei ihm einen Termin und nahm ein Röntgen und eine MR-Aufnahme meiner linken Hüfte mit. Der Arzt stellte fest, dass eine Operation nötig sei. Der Operationstermin wurde festgelegt und ich wurde von meinem Arzt mündlich, aber auch schriftlich mit der Operationsmethode vertraut gemacht. Die Operationsfreigabe erfolgte durch meinen Internisten. Am 14. Juni 2012 wurde ich am Nachmittag im Krankenhaus aufgenommen. Ich wurde sofort von zwei Ärzten und einem Narkosearzt besucht und auf die Operation vorbereitet. Am 15. Juni wurde dann ein Kreuzstich gesetzt, anschließend wurde ich von meinem Arzt operiert, der mich auch während des Krankenhausaufenthalts jeden Tag besuchte.

Während der Operation war ich teilweise wach, hatte aber überhaupt keine Schmerzen. Ich verbrachte dann ein paar Stunden im Aufwachraum, bevor ich wieder in mein Zimmer gebracht wurde. Am Abend konnte ich schon fernsehen und für die Nacht bekam ich ein Keilpolster, um das Überkreuzen der Beine zu verhindern. Am ersten Tag nach der Operation besuchte mich eine Physiotherapeutin, die mit mir im Liegen einfache Übungen machte. Dann musste ich aufstehen, das Bein voll belasten und beginnen mit Krücken zu gehen. In den folgenden Tagen des Krankenhausaufenthalts lernte ich mithilfe der Physiotherapeutin das Treppensteigen und musste im Liegen (Rückenlage und Bauchlage) zehn Übungen ausführen, zweimal am Tag je 10- bis 15-mal. Als ich am 26. Juni aus dem Krankenhaus entlassen wurde, konnte ich sofort ohne Hilfe ins Auto einsteigen. Ich war dann eine Woche zu Hause und brauchte im Haus keine Krücken zu verwenden. Am 5. Juli brachte mich mein Sohn – auch schon ohne Krücken – zur Rehabilitation. Hier hatte ich volles Programm von 7 Uhr früh bis 17 Uhr: Kneipp-Anwendungen, Radfahren, Gymnastik und Wassergymnastik, Muskelaufbau mit Physiotherapeuten, aber auch Vorträge. Am 26. Juli wurde ich aus der Rehabilitation entlassen – und seither kann ich wieder gehen, laufen, Rad fahren, schwimmen, aber auch Nordic walken und wandern. Nach einem halben Jahr möchte ich wieder Schi fahren und im Tennis ein Doppel spielen.

Ich bin sehr froh, dass ich mich für die AMIS®-Methode entschieden habe, und möchte meine Erfahrung allen, die selbst Hüftprobleme haben, weitergeben.“

N. R.

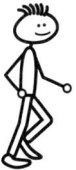

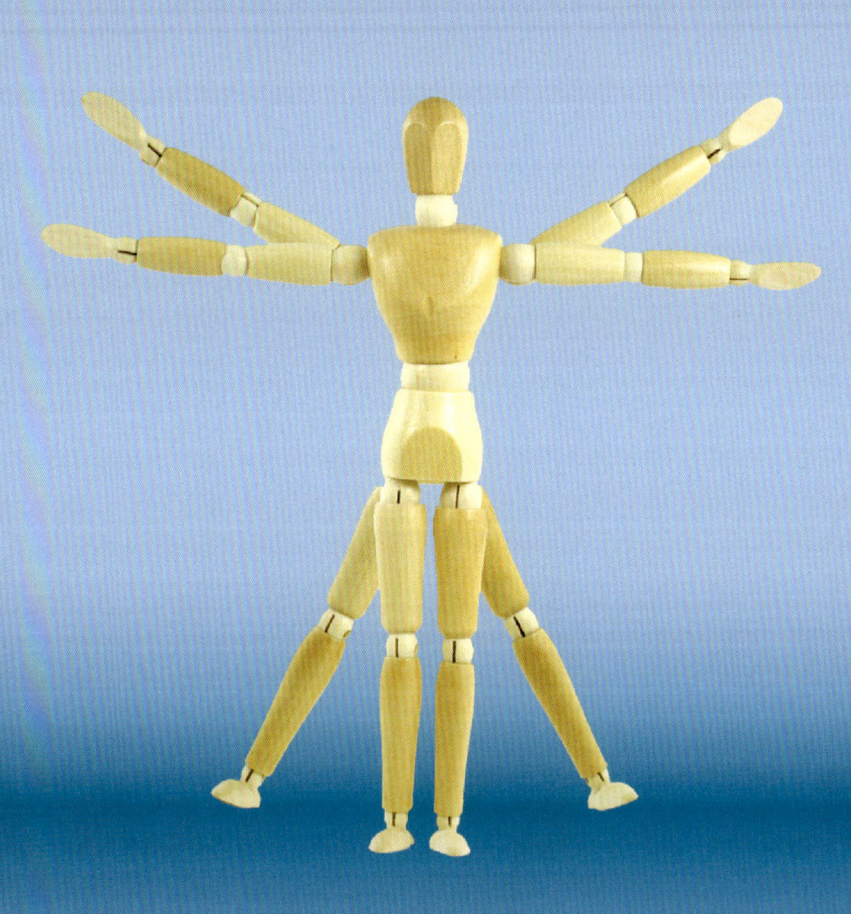

Alltag mit einer neuen Hüfte
„Ich lebe wieder auf!"

Mit einer neuen Hüfte lässt es sich sehr gut leben! Hüftprothesenträger behaupten sogar, man lebe wesentlich besser als vor der Operation. Denn viele alltägliche Bewegungen sowie sportliche Aktivitäten sind bei ausgeprägten Hüftgelenkserkrankungen nicht oder nur eingeschränkt und unter Schmerzen möglich. Die Wiedererlangung von (mehr) Mobilität verbunden mit Schmerzfreiheit ist nach gelungenem chirurgischen Eingriff für alle Betroffene ein ganz besonderes Geschenk. Angesichts heutiger Operationstechniken und verbesserter Materialien dürfen sich daher bewegungsfreudige, sportliche Menschen darüber freuen, ihre Lieblingssportarten bereits wenige Monate danach wieder ausführen zu können. Seien Sie aber darauf bedacht, dass im Sinne der Langlebigkeit Ihres neuen Hüftgelenks nicht alle Sportarten empfehlenswert sind. Erfahren Sie hier mehr über nur bedingt geeignete oder ungeeignete Sportarten, und freuen Sie sich darüber, wie viel Sport und Bewegung trotz Gelenkersatz denkbar und zumutbar ist. Rechnen Sie jedoch auch, dass, falls eine Gangunsicherheit oder Muskelschwäche besteht, Sie zur Entlastung der Hüfte einige Zeit (bei manchen Patienten sehr kurz!) mit Unterarmstützkrücken gehen müssen. Damit Sie im Umgang mit diesen Gehhilfen nichts falsch machen und keinen Schaden zulasten anderer Gelenke anrichten, sollten Sie ein paar ganz wesentliche Dinge beachten.

Lassen Sie sich das Gehen mit Stützkrücken von Ihrem Physiotherapeuten erklären.

Der richtige Umgang mit Stützkrücken – Gehen will gelernt sein!

Leider werden sehr häufig nur die Stützkrücken verschrieben und der Patient muss sich das Gehen damit selber beibringen. Kein Problem!, sagen Unwissende und ahnen gar nicht, wie viele Fehler bei unsachgemäßem Umgang passieren können, die nicht nur den Gang unphysiologisch beeinflussen, sondern auch Folgeschäden verursachen können.

Die Unterarmstützkrücken (auch Krücken oder Gehhilfen genannt) sind geeignete Hilfsmittel zur Entlastung von kranken bzw. operierten Gelenken und bieten eine gute Unterstützung beim Gehen mit Teil-, aber auch Vollbelastung. Die Wahl der Gangform – „Zwei-, Drei- oder Vier-Punkte-Gang" – hängt nicht nur von der Belastbarkeit der Gelenke ab, sondern auch von der Muskulatur und dem Allgemeinzustand des Patienten (z. B. Kreislaufschwäche, Schwindel etc.).

Erfreulicherweise werden die Stützkrücken von AMIS®-Patienten lediglich unterstützend und nur für sehr kurze Zeit gebraucht. Patienten, bei denen eine Hüftarthroskopie gemacht werden musste, wird empfohlen, die operierte Hüfte ca. zwei Wochen nur teilzubelasten. Bei einem Knochenmarködem in der Hüfte werden Patienten angehalten, mindestens sechs Wochen mit Krücken zu gehen, allerdings mit Teilbelastung.

Wird das Gehen mit Gehhilfen verordnet, dann gehen Sie vorerst mit dem „Drei-Punkte-Gang" – mit bzw. ohne Belastung des operierten Beines – ehe Sie zum „Vier-Punkte-Gang" wechseln. Vom „Vier-Punkte-Gang", der dem normalen Gang sehr ähnlich ist, ist es dann nicht mehr weit zum „Zwei-Punkte-Gang" bzw. zum Gehen ohne Hilfsmittel.

Vom „Drei-Punkte-Gang" zum „Vier-Punkte-Gang", dann zum „Zwei-Punkte-Gang" und zuletzt Gehen ohne Krücken.

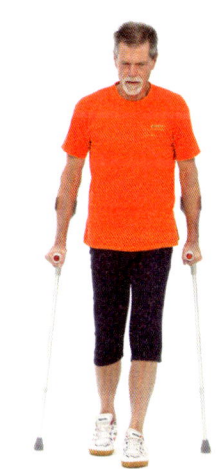

Korrekte Einstellung der Stützkrücken

Der richtige Umgang mit Krücken muss unbedingt rechtzeitig gelernt sein, um Folgeschäden zu vermeiden. Lassen Sie sich erklären, wie diese auf Ihre Größe einzustellen sind und sie zum Gehen und Stiegensteigen gelenkschonend eingesetzt werden.

Wenn Sie selbst die richtige Länge einstellen wollen, dann suchen Sie seitlich an Ihrem Bein die Stelle, an der Sie den Oberschenkelknochen am deutlichsten spüren. Auf diese Höhe stellen Sie dann den Handgriff ein. Der Ellbogen sollte beim Aufstützen nie durchgestreckt, sondern leicht angewinkelt sein, um Überlastungen und Schädigungen des Ellbogengelenks zu vermeiden. Das Körpergewicht sollten die Hände und keinesfalls die Unterarme tragen!

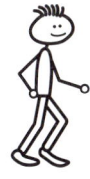

„Drei-Punkte-Gang" – Gehen mit Teilbelastung

Operiertes Bein und beide Stützkrücken werden nach vorne gesetzt.

Beim Drei-Punkte-Gang werden die Gehstützen gleichzeitig mit dem operierten Bein nach vorne gesetzt. Wird das operierte Bein aufgesetzt, liegt das ganze Körpergewicht auf beiden Stützkrücken. Dann wird das gesunde Bein nach vorne geschwungen, während das operierte Bein und zum Teil die Krücken leicht angehoben werden.
Bei dieser Gangart ist sowohl eine Teilbelastung als auch eine totale Entlastung möglich. Sie ist obligatorisch bei Teilbelastung!

„Vier-Punkte-Gang" – Gehen mit Vollbelastung

Für das Gehen von der Teilbelastung zur Vollbelastung wird gerne empfohlen, vom „Drei-Punkte-Gang" zum „Vier-Punkte-Gang" überzuwechseln.

Eine Stützkrücke und gegenseitiges Bein werden nacheinander nach vorne gestellt.

Der Vier-Punkte-Gang wird auch „Kreuz-Gang" genannt, weil sich die Arme – wie beim normalen Gehen – wechselseitig nach vorne bewegen und die Stützkrücken ebenfalls im Wechsel auf den Boden aufgesetzt werden. Beginnen Sie beispielsweise mit der linken Krücke und stellen Sie diese nach vorne. Nun folgt das rechte Bein, das dann mit der linken Krücke auf gleicher Höhe steht. Stellen Sie jetzt die rechte Krücke nach vorne und stellen Sie das linke Bein nach, also rechte Stütze, dann linkes Bein.
Bei diesem Gang werden also Stützkrücke und gegenseitiges Bein *nacheinander* belastet. Die Krücken können hier nur mehr eine Entlastung von etwa 10 % bewirken. Sie dienen mehr als Stütze und geben Sicherheit. Jetzt ist es nur mehr ein kleiner Schritt zum Zwei-Punkte-Gang!

„Zwei-Punkte-Gang"

Eine Stützkrücke und gegenseitiges Bein werden gleichzeitig nach vorne gestellt.

Bei diesem Gang werden Unterarmstütze und gegenseitiges Bein *gleichzeitig* nach vorne gestellt, beginnend mit dem gesunden Bein. Demnach wird das Körpergewicht in der Standbeinphase immer durch eine Krücke und ein Bein (zwei Punkte) getragen.
rechte Stütze → linkes Bein
linke Stütze → rechtes Bein

Gehen mit einer Stützkrücke

Sofern das Hüftgelenk bereits voll belastet werden darf, dürfen kurze Wege auch mit nur einer Gehhilfe zurückgelegt werden. Somit wird das Transportieren von Gegenständen wieder möglich und die Abhängigkeit sinkt.

Setzen Sie bitte die Krücke auf der Seite des gesunden, nicht operierten Beines ein!

Stiegensteigen mit zwei Krücken

Nach dem Motto „Mit dem gesunden Bein geht's hinauf, mit dem kranken/operierten geht's immer zuerst hinunter!" gehen Sie die Stufen hinauf bzw. hinunter. Sie steigen also die Stufen hinauf, indem Sie zuerst das gesunde Bein auf die erste Stufe stellen und dann das operierte sowie die Krücken nachstellen. Wenn Sie mit beiden Beinen auf einer Stufe stehen, befinden sich auch beide Stützkrücken auf dieser Stufe.

Das Hinuntergehen verläuft genau umgekehrt. Setzen Sie zuerst die Krücken auf die nächsttiefere Stufe und stellen dann das betroffene Bein auf diese Stufe nach. Stützen Sie sich jetzt auf beide Krücken und setzen Sie das gesunde Bein nach.

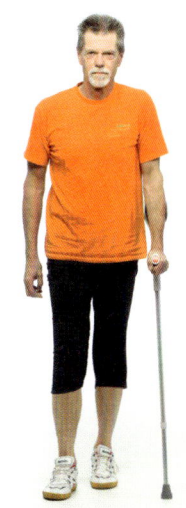

Stiegensteigen entweder mit zwei Krücken oder mit einer und die zweite Hand hält sich am Geländer fest.

Stiegensteigen mit einer Krücke

Stiegen steigen belastet das Hüftgelenk etwas mehr als das Gehen in der Ebene. Nutzen Sie daher das Stiegengeländer und entlasten Sie dadurch Ihr Gelenk um ca. 20–30 %. Nehmen Sie eine Krücke in die eine Hand und die zweite „über Kreuz" (horizontal zum Boden) unterhalb des Kunststoffgriffes am Metall. Somit haben Sie beide Krücken in einer Hand – den Griff der einen Krücke und den Metallteil der anderen. Die zweite Hand hält sich am Geländer fest. Das Stiegensteigen mit nur einer Gehhilfe erfolgt nach demselben Prinzip wie das Stiegensteigen mit zwei Gehhilfen.

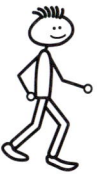

Hier ein paar wichtige Tipps für die Phase mit Gehhilfen:

↘ Gehen Sie nie zu schnell mit den Krücken, sondern setzen Sie diese bewusst und zielgerichtet ein! Beseitigen Sie zu Hause sämtliche Stolperfallen, wie lose Teppiche oder Elektrokabel, oder fixieren Sie diese ordnungsgemäß!

↘ Wenn Sie etwas transportieren oder einkaufen gehen wollen, dann nehmen Sie am besten einen Rucksack oder eine schräg umgehängte Tasche, um beide Hände frei zu haben.

↘ Da die Hände beim Gehen mit den Krücken starkem Druck ausgesetzt sind und Fingerlähmungen nicht ausgeschlossen werden können, werden gut gepolsterte Fahrradhandschuhe empfohlen. Sie können auch den Griff mittels Verbandmull weich polstern.

↘ Beachten Sie, dass beim Stiegensteigen die Belastung der Beinmuskulatur und der Kniegelenke relativ groß ist. Beim Stiegenhinuntersteigen müssen sie das Dreifache des Körpergewichts tragen.

↘ Versuchen Sie das operierte Bein beim „Drei-Punkte-Gang" im Laufrhythmus mitzuschwingen, ohne jedoch den Boden zu berühren (leichtes Antippen bzw. Abrollen ist möglich!). Es wäre empfehlenswert, die Abrollphase des operierten Beines mit der Ferse und nicht mit der Zehe zu beginnen. Durch diesen sogenannten Phantomgang geben Sie dem operierten Bein das Gefühl mitzugehen, was sich positiv auf den Gang auswirkt.

↘ Setzen Sie die Krücken beim „Drei-Punkte-Gang" in der Höhe des Zehenballens auf und belasten Sie das nicht operierte Bein beim Vorsetzen der Krücken.

↘ Lassen Sie sich von Ihrem Arzt erklären, mit wie viel Kilogramm und nicht mit wie viel Prozent Sie das operierte Bein belasten dürfen! Achten Sie stets darauf und kontrollieren Sie diese Belastung mit einer Personenwaage. Steigen Sie dabei mit dem operierten Bein auf eine Waage und stellen das andere Bein in gleicher Höhe (z.B. auf einen Stapel Bücher) wie die Waage daneben. Merken Sie sich, wie stark Sie belasten, und gewinnen Sie ein Gefühl dafür. Wenn Sie noch Schmerzen haben bzw. bewegungseingeschränkt sind, wird Ihnen eine Belastung von 20 kg relativ hoch vorkommen. Fühlen Sie sich jedoch bereits aktiv und beweglich, dann ist die Belastung von 20 kg schnell erreicht. Daher bitte immer kontrollieren!

↘ Überprüfen Sie auch, wie viel Gewicht auf die Waage wirkt, wenn Sie auf dem nicht operierten Bein stehen und das andere lediglich daneben stellen. Abhängig von Ihrem Gewicht bringen Sie mindestens 5 kg auf die Waage, aber keinesfalls 0 kg. Also aufpassen und immer überprüfen!

↘ Lassen Sie beim Gehen die Krücken erst dann weg, wenn Sie sicher und ohne Hinken gehen können, aber keinesfalls ohne vorher mit Ihrem Arzt Rücksprache gehalten zu haben. Fordern Sie Ihren Körper, aber überfordern Sie ihn nicht!

↘ Versuchen Sie mit den Krücken möglichst aufrecht zu gehen und „hängen" Sie nicht mit vorgeneigtem Oberkörper über Ihren Krücken!

↘ Halten Sie die Krücken locker und nicht verkrampft! Setzen Sie die Krücken nicht zu weit seitlich neben dem Körper ein, denn diese Haltung wirkt sich belastend auf die Gelenke aus und die Krücke kann leicht wegrutschen.

Gehen und Stiegensteigen ohne Krücken

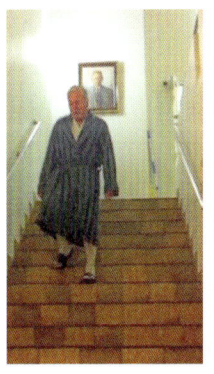

Lassen Sie die Gehhilfen erst dann ganz weg, wenn Sie sich auch ohne sicher fühlen und beim Gehen weder hinken noch eine deutliche Schonhaltung einnehmen. Ein wichtiges Merkmal für das „richtige" Gehen ist die Gangsymmetrie, das Gehen ohne Hinken. Die Muskulatur des operierten Beines muss wieder gut aufgebaut sein, um das Körpergewicht tragen zu können. Schneller Gehen ist weniger belastend als langsames Gehen, da Sie wesentlich kürzer auf dem vielleicht noch schwächeren Bein stehen müssen.

Hat sich ein nicht korrektes Gangbild verfestigt, bedarf es eines intensiven Trainings, die falschen Bewegungsmuster wieder abzutrainieren. Lassen Sie sich daher unter Anleitung von geschulten Physiotherapeuten den richtigen Gang mit Stützkrücken und dann wieder das „normale" Gehen zeigen. Fehlhaltungen, Hinken und falsche Bewegungen belasten das Gelenk – das natürliche genauso wie das künstliche. Richtiges Gehen muss also gelernt sein!

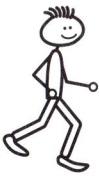

Tipps zum sicheren Umgang mit Krücken

Keine Sorge, auch wenn Sie sechs Wochen lang oder länger Ihre Hüfte mit zwei Stützkrücken entlasten müssen, werden Sie danach rasch wieder gehen können. Natürlich vorausgesetzt, Sie haben sich aktiv um den Muskelaufbau Ihres operierten Beines gekümmert. Die ersten Gehversuche ohne Hilfsmittel werden zumeist schon in der letzten Woche unternommen, in der man noch das Gelenk (teilweise) entlasten muss.

Mit neuer Hüfte –
Gebote und Verbote

Die künstlichen Gelenke sind genauso wie die natürlichen Gelenke nicht für die Ewigkeit gebaut. Wenn Sie aber einige Regeln beachten und bestimmte Bewegungs- und Belastungsprinzipien einhalten, wird Sie Ihr Gelenkersatz nicht im Stich lassen. Zu einem Großteil sind Sie selbst für eine möglichst lange Haltbarkeit Ihrer Prothese verantwortlich. Achten Sie stets auf ein optimales Körpergewicht, auf gesunde, ausgewogene Ernährung sowie auf richtige und regelmäßige Bewegung und lassen Sie sich hier das gelenkschonende An- und Ausziehen, richtiges Knien und Bücken, Sitzen und Stehen für einen schonenden Umgang mit dem künstlichen Gelenk erklären. Mit einfachen Tipps lassen sich viele Anforderungen des täglichen Lebens wesentlich leichter meistern.

Denken Sie an den 90-Grad-Winkel zwischen Oberkörper und Oberschenkel!

In den ersten sechs Wochen nach einer Hüftoperation darf das neue Gelenk nur bis zu einem Winkel von maximal 90 Grad gebeugt werden. Beachten Sie diese Beugung zwischen Oberschenkel und Oberkörper in jeder Position – im Stehen, Sitzen wie auch in Rückenlage, wenn das operierte Bein aufgestellt wird. Beim Sitzen sollte sich die Sitzfläche mindestens auf Höhe der Kniekehle befinden.

Das Übereinanderschlagen der Beine ist strengstens verboten!

Durch das Übereinanderschlagen der Beine oder Füße kann der Hüftkopf in den ersten Wochen nach der Operation aus der Hüftpfanne treten. Diese Sitzposition sollte grundsätzlich unterlassen werden und ist je nach Operationstechnik sechs Wochen nach dem Eingriff erlaubt.

Meiden Sie Drehbewegungen des operierten Beines!

Starke Rotationen des operierten Beines sollten in den ersten sechs Wochen vermieden werden. Achten Sie darauf beim Gehen!

Meiden Sie das seitliche Abspreizen des operierten Beines nach innen!

Postoperativ darf das betroffene Bein nur nach außen abgespreizt werden, nicht jedoch nach innen bzw. maximal bis zur Mittellinie. Behalten Sie immer einen Abstand zum anderen, nicht operierten Bein!

Anheben des gestreckten Beines im Liegen ist zu unterlassen!

Da beim Anheben des gestreckten Beines in Rückenlage große Kräfte auf das Hüftgelenk einwirken, sollte dies tunlichst vermieden werden. Wenn Sie jedoch das Bein im Kniegelenk anwinkeln (rechter Winkel des angehobenen Beines zwischen Oberschenkel und Unterschenkel), wird der Hebelarm verkürzt und die einwirkende Kraft verringert.

Selbstständiges Anziehen der Strümpfe, Socken und Schuhe

Achten Sie beim An- und Ausziehen stets auf die Einhaltung des 90-Grad-Winkels! Ziehen Sie Ihre Strümpfe, Socken und die Hose im Sitzen an und nehmen Sie sich Zeit dafür!

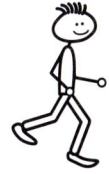

Steigen Sie immer mit dem operierten Bein zuerst in das Gewand ein, mit dem gesunden Bein zuerst aus! Verwenden Sie zum Anziehen der Strümpfe (Kompressionsstrümpfe) eine Strumpfanziehhilfe (erhältlich im Fachhandel)!

Richtiges Sitzen

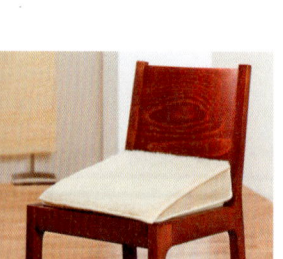

Keilpolster

Die Hüfte (das Gesäß) sollte sich beim Sitzen höher als das Knie befinden, um den empfohlenen 90-Grad-Winkel einhalten zu können. Dieses Sitzverhalten kann mittels Keilpolster (erhältlich im Fachhandel) erreicht werden. Ist die Sitzfläche Ihrer Sitzbank (Ihres Fauteuils) im Wohnzimmer zu niedrig, dann erhöhen Sie diese mit einem oder zwei Keilkissen, um das mühelose Aufrichten zu ermöglichen.

Beugen Sie beim Aufstehen den Oberkörper nicht zu weit nach vorne! Wenn Sie vorher auf der Stuhlkante nach vorne rutschen und sich dann erst – im günstigen Fall mittels Armlehnen – erheben, haben Sie Ihr Hüftgelenk geschont. Das ist wichtig in der ersten Phase nach der Operation.

Zu langes Sitzen kann Ihrer Hüfte schaden! Sitzen Sie daher in den ersten Wochen nach der Operation nicht länger als 15–30 Minuten! Legen Sie immer wieder Pausen ein und gehen Sie oder legen Sie sich für einen raschen Heilungsprozess kurz nieder.

Sie werden bemerken, dass Gehen und Liegen für Ihre Hüfte besser ist als zu langes Sitzen und Stehen!

Richtiges Liegen

Zur Vermeidung einer Verrenkung (Luxation) wird empfohlen, die ersten Wochen nach einer konventionellen Hüftgelenksoperation auf dem Rücken zu liegen. Wenn das Liegen in Seitenlage von Ihrem Arzt genehmigt wird, dann liegen Sie bitte anfangs ausschließlich auf dem operierten Bein. Das nicht operierte Bein sollte komplett auf einem Kissen oder einer zusammengerollten Decke aufliegen, damit es nicht über die Mittellinie fallen kann. Vom Liegen in Bauchlage raten Orthopäden, die das Gelenk über den seitlichen Zugang einsetzen, in den ersten Wochen danach ab.

Sofern Sie aber nach der AMIS®-Methode operiert wurden, dürfen Sie bereits am Tag nach der Operation in Seitenlage (mit Keilpolster) sowie in Bauchlage liegen.

Nach einer aktiven Phase wird empfohlen, sich kurz auf den Rücken zu legen und die Beine etwas erhöht zu lagern. Sie spüren sofort eine Erleichterung bzw. Entlastung!

Ein- und Aussteigen

Denken Sie beim Ins-Bett-Gehen und Aufstehen, aber auch beim Ein- und Aussteigen aus dem Auto an Ihre Hüfte! Steigen Sie mit dem gesunden/nicht operierten Bein zuerst ein und mit dem operierten Bein zuerst aus! Stellen Sie bei Bedarf Ihr Bett um oder wechseln Sie mit Ihrem Partner die Bettseite.

Auch die Höhe des Bettes ist für Hüft-Patienten entscheidend. Befindet sich die Matratzenoberfläche in Höhe Ihrer Kniekehlen, haben Sie den idealen Zustand für Ihre Hüfte. Ist dies nicht der Fall, können Sie sich mit einer zusätzlichen Matratze helfen.

Zum Einsteigen in das Auto empfiehlt es sich, sich vorerst mit dem Rücken zum Wageninnenraum zu drehen und dann erst zu setzen. Jetzt sitzen Sie mit Blick nach außen zur Türe und mit dem Rücken zum (Bei-)Fahrer. Drehen Sie sich nun langsam in Fahrtrichtung und nehmen Sie gleichzeitig die Beine mit in den Fußraum. Unterstützen Sie dabei den operierten Oberschenkel, indem Sie ihn mit beiden Händen anheben. Aber achten Sie bitte darauf, dass der Oberkörper dabei nicht zu weit nach vorne geneigt wird (90-Grad-Winkel)! Stellen Sie daher den Sitz bzw. die Rückenlehne so weit wie möglich nach hinten, um eine zu starke Beugung zu verhindern.

Das Einsteigen in das Auto kann erleichtert werden, indem man auf den Sitz eine Plastiktüte legt. Das „Hineindrehen" geht damit wesentlich leichter. Entfernen Sie diese jedoch für die Fahrt!

Richtiges Bücken und Knien

Knien ist bis sechs Monate nach der Endoprothesenoperation nicht erlaubt! Bücken muss gelernt sein! Wenn Sie einen Gegenstand

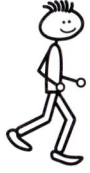

aufheben möchten, dann setzen Sie das operierte, relativ gestreckte Bein mit einem Ausfallschritt nach hinten und beugen Sie das gesunde Bein im Kniegelenk (ca. 90-Grad-Winkel). Somit wird das nicht operierte Bein vermehrt belastet. Stützen Sie sich dabei mit der einen Hand entweder mit der Krücke oder am Oberschenkel ab. Haben Sie mit dieser Bewegung Probleme oder fühlen Sie sich dabei unsicher, dann besorgen Sie sich im orthopädischen Fachhandel eine Greifzange, die das Aufheben von Gegenständen erleichtert. Sie müssen dann nicht Ihre Hüfte über Gebühr strapazieren.

Heben und Tragen von Gegenständen

Das Heben und Tragen von Gegenständen, die schwerer als 8–10 kg sind, sollte einige Monate gänzlich unterlassen werden.

Gehen mit der neuen Hüfte

Auch das künstliche Hüftgelenk braucht Bewegung! Gehen ist wichtig für den Heilungsprozess Ihrer Hüfte. Gehen Sie jedoch anfangs eher langsamer und bewusst. Benutzen Sie für längere Strecken – zu Ihrer eigenen Sicherheit – beide Unterarmstützkrücken bzw. zumindest eine davon. Wenn Sie noch unsicher sind, gehen Sie die Stiegen im Schongang hinauf und hinunter.

Abruptes Aufstehen und Setzen

Vermeiden Sie abruptes Aufstehen und Hinsetzen, sondern seien Sie besonders in den ersten Wochen achtsam und lieber vorsichtig bei jeder Bewegung!

Duschen und Baden

Duschen und Baden ist mit einem wasserdichten Duschpflaster möglich. Nach Entfernung der Nähte (etwa 7–10 Tage nach der Operation) darf die Narbe mit Wasser in Berührung kommen.
Seien Sie beim Ein- und Aussteigen aus der Badewanne sehr vorsichtig, um in den ersten Wochen einen Sturz (Hüftluxation) zu vermeiden. Ein Duschhocker, rutschfeste Unterlagen sowie ein

Haltegriff erleichtern die Körperpflege in der Dusche und verhindern ein gefährliches Ausrutschen. Das Einsteigen in die Badewanne erfordert anfangs bestimmt einiges an Übung und ist nur mit Unterstützung möglich. Es ist einfacher, wenn Sie einen hohen Stuhl direkt vor die Wanne stellen, um ein starkes Abknicken des Oberkörpers zu vermeiden. Rutschfeste Matten geben sowohl in der Dusch- bzw. Badewanne als auch davor Sicherheit.

Beim Baden sollte beachtet werden, dass das Aufrichten aus dem Langsitz nicht nur sehr schwierig, sondern auch mit einer starken Beugung des Hüftgelenks verbunden ist. Dies sollte aufgrund der Luxationsgefahr anfänglich vermieden werden!

Übrigens sind auch Duschsandalen aus beweglichem Plastik und Saugnäpfen an der Unterseite sowie Bürsten und Schwämme mit langen Stielen im Fachhandel erhältlich und erleichtern die Körperpflege.

Toilettensitz

Ein erhöhter Toilettensitz verhindert die Beugung des Oberkörpers über die 90-Grad-Grenze, die auch hier aufgrund der Luxationsgefahr eingehalten werden muss. Lassen Sie sich, sofern Sie über 160 cm groß sind, eine Toilettensitzerhöhung verordnen.

Körperenthaarung und Fußpflege

Überlassen Sie in den ersten Monaten nach einer Endoprothesenoperation die Fußpflege einem Fußpfleger, um das Luxationsrisiko zu minimieren. Dasselbe gilt für das Enthaaren der Beine, da Drehbewegungen das Hüftgelenk schädigen können.

„Safer Sex" für sechs Wochen

Beachten Sie bei der „schönsten Sache der Welt" folgende Verhaltensregeln: Die Rückenlage ist akzeptabel, sofern immer der 90-Grad-Winkel eingehalten wird. Das Abspreizen des operierten Beines ist erlaubt, Extrempositionen sollten unterlassen werden. Das gleiche gilt für die Seiten- und Bauchlage, die ebenfalls in den ersten Wochen danach nicht empfohlen werden kann!

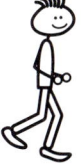

Autofahren

Wurden Sie nach der AMIS®-Methode operiert, ist das Lenken eines Kraftfahrzeuges meist bereits zwei bis drei Wochen nach der Operation möglich.

Aber Achtung: Solange Sie auf Stützkrücken angewiesen sind, ist das selbstständige Autofahren nicht ratsam, da Sie im Falle eines Unfalls fast immer eine Teilschuld trifft. Denn aus juristischer Sicht darf man nur dann ein Kraftfahrzeug lenken, wenn die Fahrtüchtigkeit absolut gegeben ist, d. h. die Bedienung des Autos sicher und klaglos möglich ist. Ein ärztliches Gutachten über die Fahrtauglichkeit wäre anzuraten und würde Sicherheit geben. Ist die Fähigkeit, ein Auto zu lenken, in irgendeiner Weise eingeschränkt, muss die Behinderung unter Umständen durch technische Vorrichtungen im Fahrzeug kompensiert werden oder auf ein anderes Fortbewegungsmittel zurückgegriffen werden.

Schuhe anziehen

Verwenden Sie in den ersten Monaten nach der Hüftoperation Schuhe, die nicht zum Binden sind. Nehmen Sie einen langen Schuhlöffel zu Hilfe, den Sie von der Innenseite des Beines in den Schuh führen! So wird ein Ausrenken des künstlichen Hüftgelenks vermieden.

Strumpfanziehhilfe und Schuhlöffel

Eine Strumpfanziehhilfe erleichtert Ihnen ungemein das Anziehen von Strümpfen und Socken, zumal die operierte Hüfte in den ersten sechs Wochen nicht über 90 Grad gebeugt werden darf. Beugen Sie sich daher beim Anziehen der Strümpfe nicht zu sehr nach vorne und verwenden Sie zum Ausziehen einen Schuhlöffel oder eine Greifzange. Der Schuhlöffel kann auch beim Anziehen von Unterwäsche und Hosen unterstützend sein. Wird er am Ende mit einem Waschlappen umwickelt, eignet er sich auch zum Abtrocknen der Füße und Zehen.

Kochen

Solange Sie mit Krücken gehen, ist jede Tätigkeit in der Küche mühsam und aufwendig.

Helfen Sie sich selbst, indem Sie die wichtigsten Lebensmittel, Töpfe, Gläser und das regelmäßig verwendete Geschirr dort positionieren, wo Sie leicht Zugang dazu haben, ohne Bücken oder Strecken.

Ein Stehhocker wird Ihnen gute Dienste bei längeren Tätigkeiten in der Küche leisten, und mit einem Servierwagen in entsprechender Höhe können Sie Ihre Speisen sowie andere Dinge problemlos transportieren.

Informieren Sie sich im Fachhandel über die verschiedenen Hilfsmittel, wie die Strumpfanziehhilfe und die Greifzange, und lassen Sie sich deren Handhabung erklären.

> **Beachten Sie im Alltag Folgendes:**
>
> ↘ Informieren Sie im Falle von Fieber, Lungenentzündungen, Kiefer- oder Nasenhöhlenentzündungen, Zahnschmerzen und dergleichen Ihren Arzt, dass Sie ein künstliches Hüftgelenk haben. Zeigen Sie ihm Ihren Endoprothesen-Pass.
>
> ↘ Eine regelmäßige Kontrolle Ihres Implantats ist empfehlenswert.
>
> ↘ Führen Sie ein aktives und gesundes Leben mit Ihrer Hüftprothese!
>
> ↘ Nehmen Sie die Prothese an und lassen Sie sie Teil Ihres Körpers werden!

Sport und Bewegung – ein Leben lang!

Bewegung ist die beste Medizin und Teil eines gesunden Lebens! Haben Sie keine Scheu vor sportlichen Aktivitäten, auch wenn Sie eine Hüftprothese haben! Regelmäßige Bewegung und sportliche Aktivitäten wirken sich positiv auf die Muskelkraft, die körperliche Leistungsfähigkeit sowie auf das psychische Wohlbefinden aus. Gelenke leben von der Bewegung! Und Bewegung ist ein wichtiges und äußerst wertvolles Vehikel, den fortschreitenden Gelenkverschleiß zu verlangsamen. Es kommt jedoch auf das Ausmaß und den Umfang an.

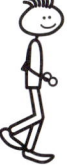

Auch wenn für Hüftprothesenträger vom wissenschaftlichen Standpunkt her Sport derzeit umstritten ist, so zeigen Studien, dass die Prothesen von Sportlern sogar eine längere Haltbarkeit haben als diejenigen von Menschen, die sich (zu) wenig bewegen. Übrigens wurde die höchste Lockerungsrate bei völlig inaktiven Menschen festgestellt. Fest steht, dass der Knochen, der als lebendes Gewebe gilt, zur Erhaltung seiner Struktur und Festigkeit regelmäßige Bewegung und Belastung benötigt. Zudem ist Bewegung die beste Vorbeugung von Übergewicht, was für eine Hüftprothese mit Sicherheit wenig förderlich ist. Und Gelenke – ob natürlich oder künstlich – brauchen Bewegung, damit sie lange funktionsfähig sind und nicht schmerzen.

Dauerhafte Überbeanspruchung fördert den Gelenkverschleiß!

Klären Sie mit Ihrem behandelnden Orthopäden ab, welche Sportarten Sie wann ausführen dürfen. Grundsätzlich gilt für Hüftprothesenträger, Sportarten mit hohen Belastungen, starken Erschütterungen und Drehbewegungen zu unterlassen. Ballspiele, Tennis, Squash und Tischtennis sind daher aufgrund der abrupten Stoppbewegungen, Belastungs- und Richtungswechsel, der weiten bzw. hohen Sprünge und der Sturz- und Rutschgefahr eher weniger geeignet. Vermeiden Sie als Prothesenträger jede Sportart mit direktem Körperkontakt, wie eben jegliche Ballspiele sowie Wettkampfsportarten, bei denen es um Sieg oder Niederlage geht. Wenn Sie statt Mountainbiking auf ebenen Straßen Rad fahren, statt klettern bergwandern und statt Joggen Nordic walken, sind Sie auf der sicheren Seite.

Sportliche Patienten können sich nach abgeschlossenem Genesungsprozess wieder ihren sportlichen Hobbys widmen, solange sie nicht Hochleistungs- und Spitzensport betreiben wollen. Eine Radtour von 100 km ohne ausreichende Grundkondition nach einer Hüftoperation fördert Gelenkbeschwerden sowie eine weitere Abnützung der vorgeschädigten Gelenkknorpel. Treten Schmerzen während des Trainings auf, sollten diese als Alarmsignal gesehen und die Belastung reduziert bzw. das Training abgebrochen werden.

Sofern Sie eine Sportart von der Technik und Koordination her vor der Hüft-Operation gut beherrscht haben, wird es realistisch sein, dass Sie diese mit kleinen oder größeren Einschränkungen auch nachher noch ausüben können.

Weniger sportlichen Menschen mit neuen Hüften werden Sportarten wie Wandern, Nordic Walking oder Schwimmen (Kraulen oder Rückenschwimmen) empfohlen. Wer vor der Operation weder Tennis noch Fußball gespielt hat, sollte dies mit einem Gelenkersatz weiterhin unterlassen.

Verwenden Sie für Ihre sportlichen Aktivitäten qualitativ hochwertige Sportschuhe, die gut gepolstert sind und ein geeignetes Schuhsohlenprofil haben, um die Fußfunktion zu unterstützen. Das Tragen von Schuheinlagen und Tape-Verbänden als äußere Stabilisierungshilfen haben sich bei manchen orthopädischen Leiden bewährt und können weitere Knorpelschäden eindämmen.

Welche Sportarten sind nicht geeignet, bedingt geeignet und geeignet?

Zu den **nicht geeigneten Sportarten** zählen jene Sportarten, die massiv belastend für die Gelenke sind und mit einer beträchtlichen Verletzungsgefahr verbunden sind. Kontaktsportarten wie Basketball, Fußball oder Handball, aber auch Rückschlagsportarten wie Tennis, Tischtennis und Badminton fallen in diese Kategorie. Der schnelle Richtungswechsel, plötzliche Stoppbewegungen und die hohen Sprungbelastungen können sich negativ auf die Gelenke auswirken.

Bedingt geeignete Sportarten sind sportliche Bewegungsabläufe, die zwar belastend für das Hüftgelenk sind, aber aufgrund entsprechender Vorerfahrungen und ausreichender Kondition betrieben werden dürfen. Haben Sie bereits vor dem Einsetzen des künstlichen Hüftgelenks die Technik beim Golf, Alpinski oder bedingt auch beim Tennis beherrscht, dann müssen Sie auch als Hüft-

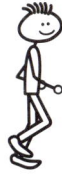

prothesenträger auf diese Sportarten nicht verzichten. Aber bitte mit Maß und Ziel ausüben!

Zu den **geeigneten Sportarten** zählen alle Sportarten, die weder das Hüftgelenk belasten, noch Sturz- oder Verletzungsgefahr aufweisen, aber doch einen Trainingseffekt auf die hüftgelenkumgebende Muskulatur haben. Schwimmen, Aquajogging, Nordic Walking und Radfahren sind ideal für vorbelastete Hüften. Weiters sind hier mit leichten Einschränkungen auch Skilanglauf, Tauchen, Kegeln und Gerätetraining zu nennen.

Die hier angeführten Empfehlungen gelten nur als grobe und nicht als allgemeingültige Richtlinien für alle Patienten. Sie sollten vielmehr als Anregung für ein mögliches Bewegungs- bzw. Sportprogramm dienen, das jeder entsprechend seiner persönlichen körperlichen Voraussetzung, dem Rehabilitationsverlauf und seiner Motivation in Anspruch nehmen kann.

Empfehlenswert sind:

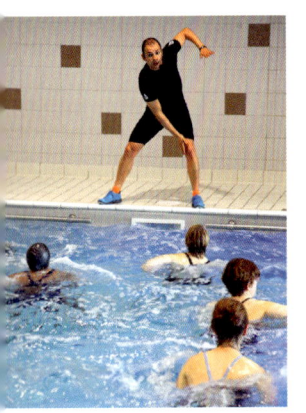

Aquagymnastik/Aquajogging: Gymnastik im Wasser eignet sich hervorragend für Endoprothesenträger und kann schon kurz nach der Operation (nach abgeschlossener Wundheilung) zur Verbesserung der Durchblutung, Koordination und Muskelkraft verordnet werden. Auch ältere, wenig trainierte und schwer übergewichtige Menschen werden sich im stehtiefen Wasser leichter und schmerzfrei bewegen können und gewinnen dadurch mehr Spaß an der Bewegung.

Aquajogging ist rasch erlernbar und kann sowohl im Flach- als auch im Tiefwasser durchgeführt werden. Mithilfe einer Auftriebshilfe, angelegt in Höhe der Lendenwirbelsäule, wird beim Joggen im tiefen Wasser ein angenehmer, gelenkschonender Schwebezustand erreicht. Dadurch kommt es zur Entlastung der Gelenke der unteren Extremitäten sowie der Wirbelsäule und die Verletzungsgefahr kann (fast) ausgeschlossen werden.

Auch für Patienten mit weit fortgeschrittenen degenerativen Hüftgelenkserkrankungen ist dieses Training mit leichtem Knieheben noch sehr lange schmerzfrei möglich und dient zur Erhaltung der Beweglichkeit im Hüftgelenk.

Gerätetraining in einem Fitnessstudio oder Rehabilitationszentrum ist aufgrund der individuellen Dosierbarkeit bestens zum Muskel- und Koordinationsaufbau geeignet. Ein gut trainiertes Muskelkorsett dient der Entlastung eines vorgeschädigten Gelenks. Bei jeder Hüftgelenkserkrankung kann ein gezieltes Training mit Dehn-, Kräftigungs- und Bewegungsübungen sowohl als therapeutische als auch als prophylaktische Maßnahme eingesetzt werden. 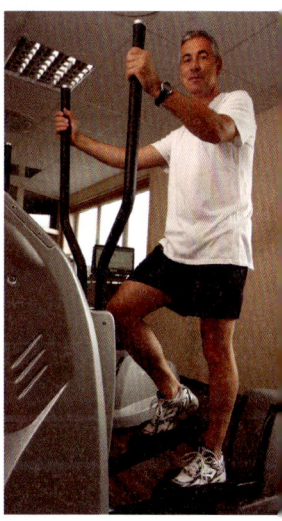 Hüftprothesenträgern wird geraten, insbesondere in den ersten Wochen nach der Implantation, ausschließlich an jenen Geräten zu trainieren, die Funktionsausschläge im künstlichen Gelenk nur um eine Bewegungsachse ermöglichen. Zudem wäre empfehlenswert, die Übungen an diesen Geräten, die ein plötzliches und unbeabsichtigtes Ausweichen in eine unerwünschte Richtung verhindern, kontrolliert und langsam auszuführen. Plötzliches Zurückschnellen der Gewichte ist unbedingt zu vermeiden.

Während des Gerätetrainings, das an Intensität und Umfang langsam gesteigert werden kann, ist auf Schmerzfreiheit im Bereich des Hüftgelenks zu achten!

Ergometertraining: Mit dem Radfahren auf dem Ergometer (Zimmerfahrrad/Heimtrainer) kann bereits kurz nach der Hüftoperation begonnen werden. Es stellt ein sinnvolles Herz-Kreislauf-Training und ein optimales Ausdauer- und Krafttraining dar.

Seien Sie jedoch – insbesondere kurz nach der Implantation – vorsichtig beim Auf- und Absteigen und beschleunigen Sie nur langsam! Fahren Sie möglichst gleichmäßig und rund!

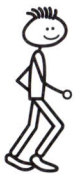

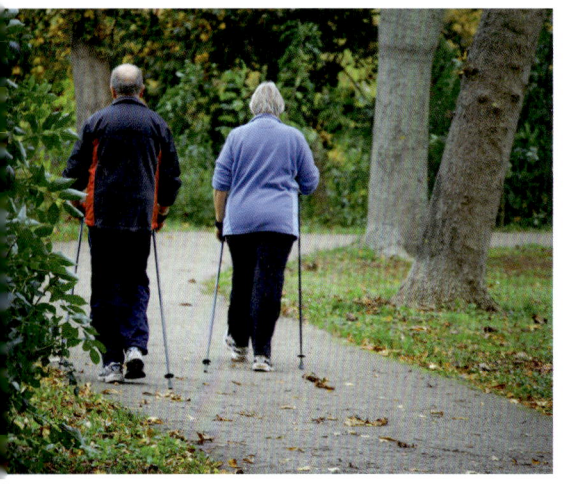

Nordic Walking: Gehen mit zwei Stöcken! Es ist eine Kombination aus Skilanglauf und Gehen („walken") und um 40 bis 50% effektiver als Gehen ohne Stöcke. Durch den Stockeinsatz wird der Bewegungsapparat um bis zu 30% entlastet und die Oberarm- und Rumpfmuskulatur gekräftigt. Es ist eine gelenkschonende Ausdauersportart, die leicht zu erlernen ist und durch die Unterstützung mit Stöcken auch Patienten mit Beschwerden der unteren Extremitäten Sicherheit gibt. Bei fortgeschrittener Arthrose sollte auf kürzere Schrittfolge geachtet werde.

Solange Schmerzfreiheit und Gangsicherheit gegeben sind, kann Nordic Walking auch mit einem Gelenkersatz als durchaus optimale Freizeitaktivität betrachtet werden.

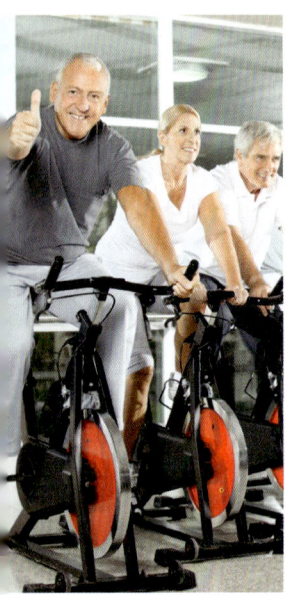

Radfahren – besonders beliebt als Freizeitsportart! Da in erster Linie die knie- und hüftgelenkumgebende Muskulatur trainiert wird und die axiale Belastung des Hüftgelenks fehlt, ist dieser rhythmische Bewegungsablauf bei allen Hüftgelenkserkrankungen empfehlenswert. Rad gefahren werden kann bedenkenlos sogar bis kurz vor einem operativen Eingriff. Es bietet beste Bedingungen für die Durchblutung der Gelenke und die Ernährung der Knorpelzellen, sofern auf zu hohe Belastungsintensität verzichtet wird.

Patienten mit Hüftgelenkersatz wird empfohlen, bei Trainingsbeginn auf eine ausreichende Sattelhöhe zu achten, damit der 90-Grad-Winkel zwischen Oberkörper und Oberschenkel eingehalten werden kann. Weiters muss auf einen möglichst geringen Tretwiderstand geachtet werden, um das Hüftgelenk nicht zu überlasten.

Sollte aufgrund starker Bewegungseinschränkungen das Auf- und Absteigen zu einem Problem werden, dann wird Männern empfohlen, auf ein Damenrad bzw. Rad mit einem Tiefeinstieg umzusteigen.

Sofern Sie über ein gutes Gleichgewichtsvermögen verfügen und nicht unter Drehschwindel leiden, ist Radfahren durchaus empfehlenswert. Wenn Sie sich auf dem herkömmlichen Fahrrad nicht mehr sicher fühlen, dann erkundigen Sie sich im Fachhandel nach Spezialrädern, die auf unterschiedlichste Funktionseinschränkungen abgestimmt sind, oder trainieren Sie zu Hause am Heimtrainer. Als Hüftprothesenträger sollten Sie vorerst Abstand vom Fahren mit einem Rennrad nehmen, da die vorgeneigte Oberkörperhaltung nicht empfehlenswert ist. „Normales" Radfahren und Fahren mit dem Mountainbike sind jedoch gut möglich!

Bewegung ist gut, permanente Überbelastung schlecht!

Schwimmen gehört zu den wertvollsten Sportarten und ist daher auch für Menschen mit künstlichen Hüftgelenken geeignet, sobald die Wunde verheilt ist. Der hydrostatische Auftrieb im Wasser, der für die Gelenke entlastend ist und zu einem Gefühl der Schwerelosigkeit führt, vermittelt den Patienten mit Bewegungseinschränkungen mehr Mobilität und ermöglicht schonendes Training.
Vorsicht ist beim Brustschwimmen geboten! Es wird erst nach sechs Monaten empfohlen, da sich die Stoßgrätsche negativ auf die Hüfte auswirken kann (Spreizbewegungen). Die Grätsche beim Brustschwimmen kann jedoch leicht modifiziert werden, indem der Schwung aus dem Kniegelenk erfolgt und auf weite Grätschbewegungen verzichtet wird. Rückenschwimmen und Kraulen sind auf jeden Fall günstiger.
Sollten Sie noch mit Krücken gehen, dann passen Sie auf dem Weg ins Wasser und aus dem Wasser heraus auf: Achtung, Sturzgefahr!

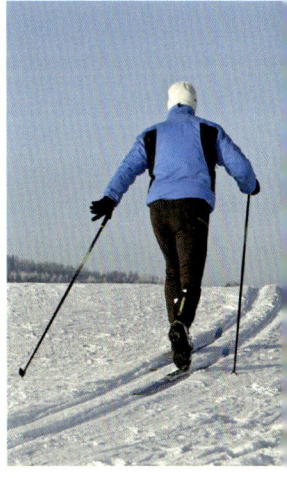

Skilanglauf zählt so wie Schwimmen als klassische Ausdauersportart zu den wertvollsten Freizeitaktivitäten und eignet sich aus diesem Grund auch für Menschen mit einem künstlichen Hüftgelenk. Bei diesen gleichmäßigen rhythmischen Bewegungsabläufen wird der gesamte Körper trainiert und das Hüftgelenk erfährt nur geringe Belastung. Sofern diese Sportart bereits vor dem Einsetzen eines künstlichen Hüftgelenks ausgeübt wurde, kann auf diese

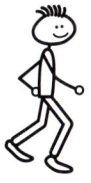

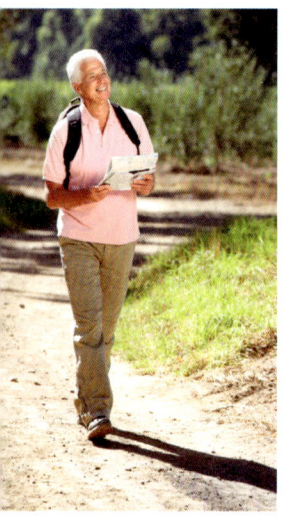

auch nach der Operation zurückgegriffen werden. Im Sinne der Langlebigkeit Ihrer Hüfte wäre es allerdings ratsam, Steigungen lieber im seitlichen Treppenschritt als im Grätschschritt zu nehmen. Grundvoraussetzung sind ein ausreichender Fitnesszustand und eine gute Koordination.

Wandern Sie, und Ihre Hüfte wird es Ihnen danken! Achten Sie jedoch auf gutes, bequemes und bestens gedämpftes Schuhwerk, verzichten Sie auf zu schweres Gepäck und nehmen Sie zu Ihrer eigenen Sicherheit und der Entlastung des betroffenen Gelenks Teleskopwanderstöcke. Wenn Sie nur einen Wanderstock einsetzen wollen, so sollte dieser auf der gesunden Seite zum Einsatz kommen. Steile An- und Abstiege sind für geschädigte und künstliche Gelenke belastend, das Wandern im ebenen Gelände mit einem Rucksack, der 20–30 % des eigenen Gewichts nicht überschreitet, ist problemlos möglich.

Bedingt empfehlenswert sind:

Alpinskilauf: Wenn Sie Ski fahren, dann seien Sie sich dessen bewusst, dass nicht nur bei der Abfahrt, sondern auch beim Warten in der Schlange vor dem Lift Gefahren lauern. Auch das undisziplinierte Fahrverhalten anderer kann Sie zu Sturz bringen.
Achten Sie auf richtig eingestellte Bindung und wärmen Sie sich vor jedem Skilauf mit einigen gymnastischen Übungen für die Hüft- und Beinmuskulatur auf. Als Hüftgelenkspatient sollten Sie auf jeden Fall über eine gut trainierte Muskulatur im Bereich der Hüfte und der Ober- und Unterschenkel verfügen und an einem konsequenten Aufbautraining arbeiten.
Bei fortgeschrittener degenerativer Hüftgelenkserkrankung wäre es ratsam, steile Hänge und harte Pisten zu meiden, um die Belastungen bzw. die Schläge auf das geschädigte Gelenk möglichst gering zu halten. Die Sturzgefahr ist deutlich höher bei Steil- und

Buckelpisten oder schwierigen Schneeverhältnissen. Entlastend für das Gelenk ist beim Ski fahren eine breitere Beinstellung bei aufrechter Haltung. Ungünstig auf das Hüftgelenk wirken sich extreme Rotationsbewegungen (Gegen- und Drehbewegungen), eine weit vorgebeugte Oberkörperhaltung und ein tiefer Hocksitz aus.

Golf wurde in den letzten Jahren zu einem beliebten Breiten- und Leistungssport. Besonders geschätzt wird er von älteren Menschen, da keine besondere körperliche Fitness vorausgesetzt wird. Diese körperliche Anstrengung, bei der bei jedem Schlag etwa 400 Muskeln aufeinander abgestimmt werden müssen, sollte jedoch nicht unterschätzt werden, da auf einer 18-Loch-Runde ca. 8–12 km zurückgelegt und zwischen 100 und 300 Schläge (einschließlich der Probeschwünge) ausgeführt werden. Die durchschnittliche Herzfrequenz bei erfahrenen Golfern beträgt ca. 100 pro Minute, bei Anfängern und bei gestressteren Spielern kann sie leicht ansteigen. Der durchschnittliche Energieverbrauch beträgt zwischen 1000 und 1500 kcal während einer großen 18-Loch-Runde. Sind der Trainingszustand und die Technik des Golfspielers schlecht, wirkt sich das bei Beschwerden und Erkrankungen im Bereich der Hüftgelenke sehr belastend aus.

Eine Veränderung der Schlagtechnik – die Belastung des Gelenks kann durch eine verkürzte Drehbewegung beim Schwung reduziert werden – ermöglicht das Golfen auch bei degenerativen Hüftgelenkserkrankungen. Verzichten Sie daher besonders in der ersten Zeit auf einen vollen Schwung und drehen Sie Ihre linke Fußspitze für den Schwung etwas nach außen. Es findet nämlich beim Vorschwung eine Drehung des Beckens um das feststehende linke Bein statt, wodurch dieses ausgerenkt werden kann. Von Golfschuhen mit Spikes ist wegen der Gefahr der Hüftverdrehung abzuraten.

Golfspielern mit einem endoprothetischen Hüftgelenkersatz wird dieser Sport frühestens drei bis vier Monate danach empfohlen und auch nur dann, wenn die Technik schon vorher beherrscht

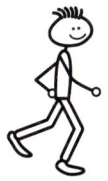

wurde und muskuläre Stabilität gewährleistet ist. Das Gehen über gepflegte Rasenflächen ist natürlich eine Wohltat für jede Hüfte.

Inlineskating: Beim Inlineskating wird während der Gleitphase die meiste Zeit auf nur einem Bein gefahren, das andere befindet sich in der Luft. Das ist der Grund, warum hier die Belastung für die Gelenke geringer als beim Joggen ist. Durch den ständigen Wechsel von Gleiten und Abstoßen wird die Hüft-, Rücken- und Oberschenkelmuskulatur gekräftigt.

Auch erfahrenen Inlineskatern mit vorgeschädigten Gelenken und besonders jenen mit künstlichen Hüftgelenken wird aufgrund der hohen Sturzgefahr auf dem Asphaltboden von dieser riskanten Sportart abgeraten.

Joggen: Grundsätzlich ist Laufen eine völlig natürliche Bewegung, aber nur für gesunde Gelenke! Sie ist eine der beliebtesten Freizeitsportarten, die praktisch überall ausgeübt werden kann und als ideales Herz-Kreislauf-Training geschätzt wird. Vergessen Sie aber nicht, dass beim Laufen das Doppelte bis Dreifache des Körpergewichts auf die Gelenke einwirkt. Kürzere Läufe auf ebenem, ungepflastertem Boden stellen nach heutigen Erfahrungen kein Problem dar, sofern auch das Schuhwerk mit guter Dämpfung ausgestattet ist. Patienten mit fortgeschrittener Coxarthrose und künstlichen Hüftgelenken ist von Ausdauerläufen wegen der erhöhten Gelenksbelastung abzuraten, insbesondere dann, wenn die das Hüftgelenk umgebende Muskulatur noch zu wenig gekräftigt und die Stabilität noch nicht gegeben ist.

Von extremem Lauftraining und Marathonlaufen ist jedoch abzuraten.

Reiten in der Natur ist gesund und immer wieder ein schönes Erlebnis, doch mit einem hohen Verletzungsrisiko verbunden. Wenn Sie seit Jahren diesem Hobby nachgehen und das Pferd gut kennen, das Sie bereiten, dann sind bereits wichtige Voraussetzungen erfüllt. Bedenken Sie aber, dass man beim Reiten aktiv mit den Bewegungen des Pferdes mitgehen muss. Aus diesem Grund ist eine gut trainierte Beinmuskulatur sowie eine ausreichende Abspreiz- und Außenrotationsfähigkeit im Hüftgelenk das Um und Auf für diesen Sport, der bei Hüftgelenkserkrankungen nur als bedingt geeignet betrachtet werden muss. Für die Ernährung des Knorpels hat sich das leichte Traben aufgrund der wechselnden Be- und Entlastung als äußerst positiv erwiesen. Und sofern schwierige Geländeritte und hohe Sprünge unterlassen werden, muss ein erfahrener Reiter mit einem künstlichen Hüftgelenk auf die Ausübung dieser Sportart nicht verzichten.

Segeln: Auch wenn Segeln auf den ersten Blick nicht sehr belastend aussieht, so sind dafür dennoch eine gute Hüftbeweglichkeit, Wendigkeit und Gangsicherheit wichtige Grundvoraussetzungen. Schnelle Bewegungen und das Sitzen auf schmalen und niedrigen Flächen machen diesen Sport zu einer nur bedingt geeigneten Disziplin für arthrotische Hüftgelenkserkrankungen und Prothesenträger.
Sofern allerdings Schmerzfreiheit und Gangsicherheit vorhanden sind, muss auf das Segeln nicht vollkommen verzichtet werden. Vom Segeln in kleinen Einmannbooten sollte jedoch auf jeden Fall Abstand genommen werden.

Tennis: Solange Sie „Kaffee-Tennis" oder ein gemütliches Doppel spielen, und daher Ihre Hüfte sowie die Wirbelsäule, Sprung- und Fußgelenke keinen großen Belastungen ausgesetzt sind, ist Tennis bei Hüftleiden akzeptabel. Betreiben Sie es allerdings bitte nicht zu ehrgeizig, da es sich um eine Rückschlagsportart handelt, die laufintensiv sein kann und durch Dreh-, Stoß- und Stoppbewegungen das Fortschreiten der Hüftgelenksarthrose begünstigen kann. Nach Implantation einer Hüftprothese ist Tennis nur mit Einschränkungen zu empfehlen. Für den Fall, dass eine gute Schlagtechnik, optimal trainierte Muskulatur, freie Gelenkbeweglichkeit, Schmerzfreiheit und ein sicheres Gangbild vorgewiesen werden

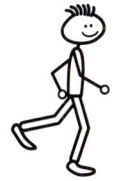

können, dürfen Patienten mit einer Prothese nach etwa einem halben Jahr wieder am Tennisplatz aktiv werden. Ein Doppel ist wegen der geringeren Belastbarkeit für die Gelenke dem Einzel vorzuziehen.

Tischtennis: Gegen ein gemütliches, ruhiges Tischtennisspiel ist auch bei Hüftleiden nichts einzuwenden. Es muss jedoch darauf hingewiesen werden, dass es sich ebenfalls um eine Rückschlagsportart mit schnellen ruckartigen Bewegungen und plötzlichen Richtungswechseln handelt. Unkontrollierte Bewegungsabläufe mit Drehbewegungen wirken sich belastend auf das geschädigte Gelenk aus und daher ist diese Sportart im Falle einer einliegenden Hüftendoprothese nur bedingt geeignet.

Nicht empfehlenswert sind:

Fußball, Handball, Basketball und Volleyball sind aufgrund der hohen Sturzgefahr und der unkontrollierbaren Einwirkung durch Gegner absolut inakzeptabel für Prothesenträger.

Badminton, auch „Federball" genannt, erfordert eine gute Kondition, hohe körperliche Fitness, Schnelligkeit und beste Koordinations- und Konzentrationsfähigkeit. Da es sich um eine Rückschlagsportart mit schnellen Ballwechsel und plötzlichen, ruckartigen Richtungsänderungen verbunden mit abrupten Stoppbewegungen handelt, eignet sich diese Sportart, die zu zweit oder auch zu viert gespielt wird, keinesfalls für Hüftpatienten mit künstlichem Gelenkersatz. Besonders belastend sind hier die hohen axialen Druck- und Stauchbewegungen und die oft unkontrollierten Drehbewegungen.
Erfahrene Badmintonspieler mit beginnender arthrotischer Hüftgelenkserkrankung können – sofern schmerzfrei – diesen Sport nach wie vor allerdings mit Maß und Ziel ausüben.

Fußball: Wie bereits erwähnt ist die beliebte Freizeitsportart aufgrund kurzer Sprints, Antritte und Zweikämpfe für Hüftgelenkspatienten und Prothesenträger nicht geeignet. Zudem ist die Sturzgefahr bedingt durch oft heftige gegnerische Kontakte relativ hoch. Fußball begünstigt sogar das schnelle Fortschreiten der Hüftschädigung durch Arthrose und ist nach der Implantation eines künstlichen Hüftgelenks durch die Rotationsbewegungen ganz zu meiden.

Squash: Wenn Sie ein künstliches Hüftgelenk haben, müssen Sie leider auf Squash verzichten. Extreme Belastungen für alle Gelenke, ständige Richtungswechsel und hohe Verletzungsgefahr sind die Gründe dagegen.

Bei weiteren Fragen zu sportlichen Aktivitäten nach erfolgreicher Operation und Rehabilitation sprechen Sie mit Ihrem Orthopäden. Gemeinsam finden Sie bestimmt eine Alternative oder Lösung, denn Bewegung ist das Um und Auf für Ihre Gelenke, egal ob natürlich oder künstlich.

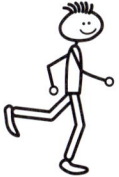

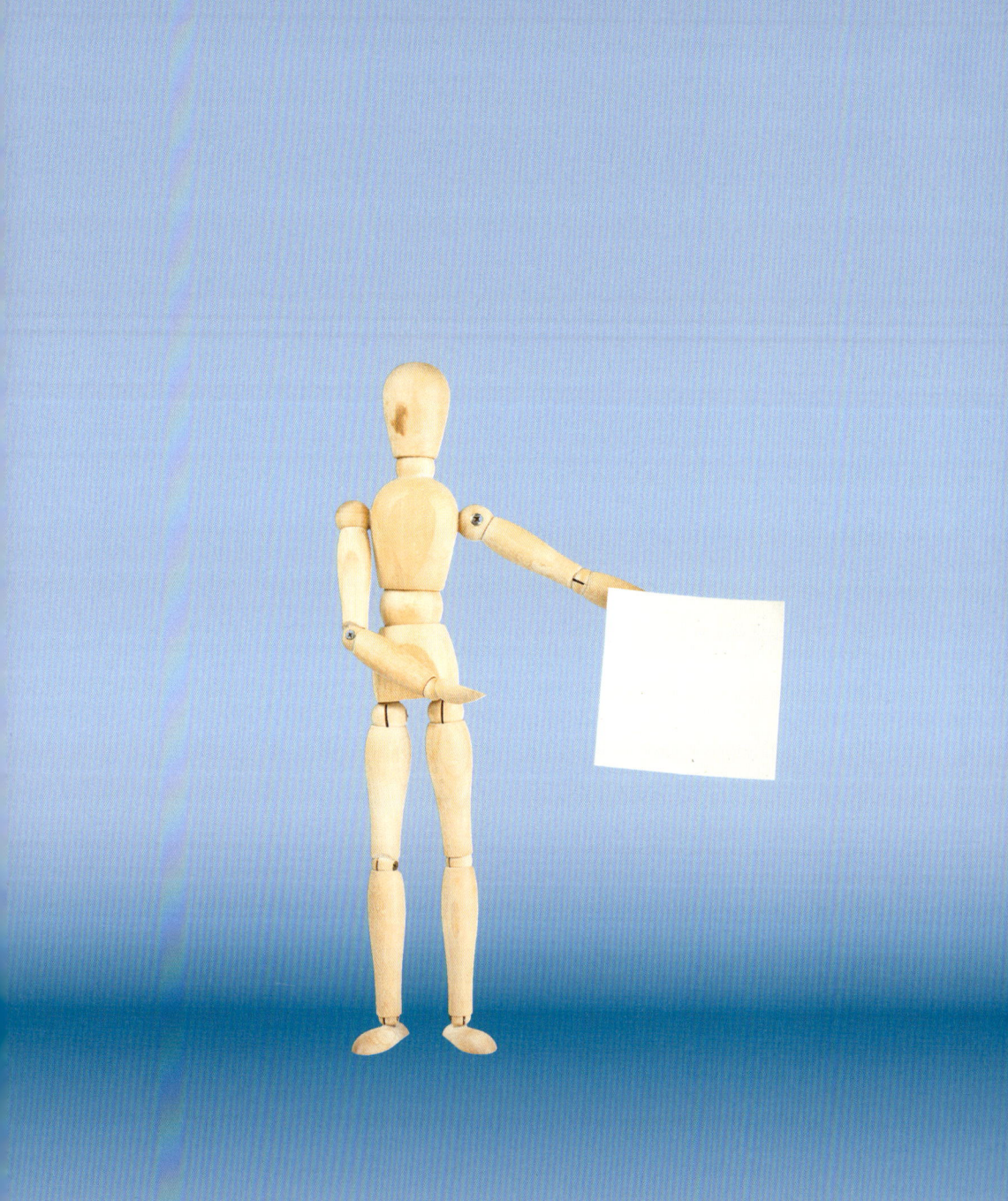

Anhang

Häufig gestellte Fragen

Wir haben versucht, Antworten auf sämtliche häufig gestellte Fragen von Betroffenen zu geben, können jedoch nicht das vertrauensvolle Arzt-Patienten-Gespräch ersetzen, sondern Sie nur darauf vorbereiten.

↘ *Seit wann wird die Hüftoperation nach der AMIS®-Methode in Österreich angeboten?*
Etwa seit 2006.

↘ *Was ist an der AMIS®-Methode anders als bei konventionellen Operationsmethoden?*
Die minimal invasive AMIS®-Operation mit vorderem Zugang zeichnet sich durch einen reduzierten Hautschnitt und durch die Erhaltung der Muskeln, Nerven und Sehnen aus, die auf dem Weg zur Hüftgelenkkapsel liegen. Bei den anderen konventionellen, sogenannten minimal invasiven Zugängen (von hinten, von der Seite oder kombinierte Zugänge) werden Muskeln, Nerven und/oder Sehnen verletzt. Die Hautschnitte sind wie beim Zugang von vorne ebenfalls klein.

↘ *Ich habe eine Nickelallergie. Kann sich diese negativ auf die Hüftprothese auswirken?*
Nein, weil moderne Prothesen in der Regel aus Titanlegierungen bestehen. Eine Allergie gegen andere Bestandteile der Hüftprothese kann nahezu ausgeschlossen werden.

↘ *Gibt es eine spezielle Diät für Hüfterkrankungen?*
Nein. Empfohlen wird jedoch eine gesunde, ausgewogene Ernährung mit viel Obst, Gemüse und wenig Süßem. Eine Gewichtsreduktion bei Übergewicht wäre sicherlich vor und insbesondere nach einer Hüftoperation vorteilhaft.

↘ *Kann ich nach sechswöchigem Gehen mit Krücken sofort wieder „normal" gehen?*

Das hängt davon ab, ob Sie während dieser Wochen Ihre Muskulatur rund um das Hüftgelenk regelmäßig trainiert haben. Ist die Muskulatur (v. a. die Oberschenkelmuskulatur) gestärkt und gekräftigt, werden Sie sehr rasch wieder sicher und problemlos ohne Krücken gehen können. Ist dies nicht der Fall, dauert es länger, bis Sie wieder die Sicherheit beim Gehen ohne Gehhilfen haben. Nach einer AMIS®-Hüftprothese ist aber ein normales Gehen nach kürzester Zeit möglich.

↘ *Warum muss man für eine Operation nüchtern sein?*

Es wird empfohlen, mindestens acht Stunden vor der Operation keine festen Nahrungsmittel und mindestens vier Stunden davor keine Flüssigkeiten zu sich zu nehmen. Wird diese Regel nicht eingehalten, kann es vorkommen, dass unverdaute Nahrung aus dem Magen in die Lunge gerät. Da die Muskelfunktion des Magens durch die Narkosemittel ausgeschaltet ist, können dadurch Infektionen ausgelöst werden. Werden die Atemwege durch nicht verdautes Essen verstopft, ist mit massiven Atemproblemen zu rechnen.

↘ *Wie lange hält in der Regel ein künstliches Hüftgelenk?*

Die modernen Endoprothesen sind kleine Wunderwerke. Sie sind aber genauso wenig wie die natürlichen Gelenke für die Ewigkeit geschaffen. Daher unterliegen sie genauso Verschleißerscheinungen, auch wenn gut verträgliche und äußerst widerstandsfähige Prothesen-Materialien verwendet werden. Bei normalem Gebrauch und nicht zu starken Belastungen ist mit einer Haltbarkeit von mindestens 15–20 Jahren zu rechnen. Diese kann aber durch Fehlstellungen, Übergewicht und Verletzungen nach Stürzen deutlich reduziert werden. Mitentscheidende Faktoren sind körperliche Beanspruchung, Knochenbeschaffenheit sowie das Prothesenmaterial. Trotzdem kann man davon ausgehen, dass bei den meisten Patienten die AMIS®-Hüfte ein Leben lang hält.

↘ *Ist ein Gelenkersatz auch in jungen Jahren möglich?*

Ja, auch jungen Menschen mit ausgeprägten, schmerzhaften Hüftgelenksarthrosen (Coxarthrose) bedingt durch Fehlstellungen kann ein künstliches Hüftgelenk eingesetzt werden, wenn dies aus medizinischer Sicht für notwendig erachtet wird. Wenn das Gelenk komplett zerstört ist bzw. durch massive Bewegungseinschränkungen benachbarte Gelenke oder die Wirbelsäule in Mitleidenschaft gezogen werden, ist ein Gelenkersatz auch vor dem 50. Lebensjahr gerechtfertigt.

↘ *Was versteht man unter Gleitpaarung?*

Bei der Hüftimplantation werden verschiedene Materialien mit unterschiedlicher Härte und Oberflächenbeschaffenheit miteinander kombiniert, die das Gelenk, sprich die Gleitpaarung bilden. Am häufigsten werden Kombinationen aus Metall mit Kunststoff, Keramik mit Kunststoff und Keramik mit Keramik, seltener Metall mit Metall verwendet. Diese unterscheiden sich im Abriebverhalten sowie in der Materialbeschaffenheit.

↘ *Wie oft kann man eine Hüft-Arthroskopie durchführen?*

Theoretisch mehrmals. Ist jedoch der Gelenkspalt zwischen Hüftkopf und Hüftpfanne weniger als 2 mm breit, ist der arthroskopische Eingriff nicht mehr sinnvoll. Der Knorpelschaden wäre dann bereits zu sehr fortgeschritten und es bleibt nur mehr der Gelenkersatz als einziges vernünftiges Mittel zur Bekämpfung von Schmerzzuständen und zur Verbesserung der Lebensqualität.

↘ *Wie oft kann ein künstliches Gelenk ausgewechselt werden?*

Im Prinzip ist hier keine Grenze gesetzt. Es darf jedoch nicht außer Acht gelassen werden, dass durch mehrfache Operationen Knochensubstanz verloren geht und die Weichteilverhältnisse von Mal zu Mal schlechter werden.

↘ *Unter welchen Umständen muss ein Hüftgelenk neuerlich operiert werden?*

Eine Wechseloperation ist zwingend notwendig bei Protheseninfektionen, Lockerungen der Prothese sowie bei erhöhter Gelenkinstabilität, die Stürze verursachen kann. Voraussetzung für einen erneuten Eingriff ist die genaue präoperative Abklärung der Beschwerden.

↘ *Wie lange muss ich nach dem Einsetzen eines künstlichen Hüftgelenks in Rückenlage liegen?*

Wenn Sie nach der AMIS®-Methode operiert wurden, können Sie bereits am ersten Tag nach dem Eingriff in Seiten- oder Bauchlage liegen. Patienten, die nach der konventionellen Methode operiert wurden, also Zugang von der Seite oder von hinten, müssen möglicherweise mehrere Wochen in Rückenlage liegen.

↘ *Wie hoch ist die Luxationsgefahr nach dem Einsetzen eines künstlichen Hüftgelenks?*

Werden Prothesen mittels der AMIS®-Methode, also über den vorderen Zugang eingesetzt, besteht kaum Luxationsgefahr. Nur bei vermehrtem Anziehen und Außenrotation des operierten Beines im Liegen sowie bei starker Hüftflexion mit Anziehen und Innenrotation im Sitzen kann dies eventuell passieren.

Rechnen Sie jedoch mit einer etwa sechswöchigen Luxationsgefahr, wenn bei der Hüftoperation nicht der Zugang von vorne, sondern von der Seite gewählt wurde.

↘ *Sind sexuelle Aktivitäten mit einer Hüftendoprothese möglich und erlaubt?*

Ja. Die gelebte Sexualität ist bis ins hohe Alter ein wichtiger Baustein für ein gesundes, glückliches Leben. Auch mit einem künstlichen Hüftgelenk müssen Sie nicht darauf verzichten. Allerdings sollten Sie gewisse Spreizbewegungen aufgrund der Luxationsgefahr in den ersten Wochen nach der Operation meiden.

↘ *Ist eine Rehabilitation nach einer Hüftprothesenoperation notwendig?*

Patienten, die nach der AMIS®-Methode operiert wurden, können bereits am zweiten Tag nach dem Eingriff ohne Stützkrücken gehen sowie Stiegen steigen. Aus diesem Grund verzichten manche Betroffene auf die (dreiwöchige) Rehabilitation und nehmen physikalische Therapie und Physiotherapie ambulant für einige Zeit in Anspruch.

Älteren Menschen, die auf sich selbst gestellt sind, wird die Rehabilitation jedoch dringend empfohlen. Die unterschiedlichen Bewegungsübungen, das Gangtraining, aber auch mentales Training geben den Hüftoperierten Sicherheit und unterstützen sie auf dem Weg zurück in die Selbstständigkeit.

↘ *Wie lange bin ich nach einer Hüftprothesenoperation im Krankenstand?*

AMIS®-Patienten sind in der Regel ca. drei bis vier Wochen im Krankenstand, abhängig von ihrer Berufstätigkeit. Wird bei der Operation der seitliche Zugang für das Einsetzen des künstlichen Hüftgelenks gewählt und werden dabei Nerven und Muskeln durchtrennt, muss unter Umständen mit einem Krankenstand von ca. drei Monaten gerechnet werden.

↘ *Ist Arthrose vererbbar?*

Arthrose ist keine Erbkrankheit im engeren Sinne, wobei ein anlagebedingter Faktor nicht gänzlich außer Acht gelassen werden darf.

↘ *Können auch schlanke Menschen unter Hüftarthrose leiden?*

Leider ja, denn Arthrose ist eine degenerative Gelenkserkrankung, die auch aufgrund von angeborenen oder erworbenen Fehlstellungen (z. B. Hüftdysplasie) entstehen kann.

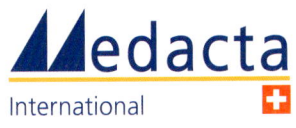
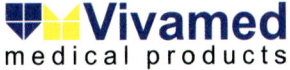

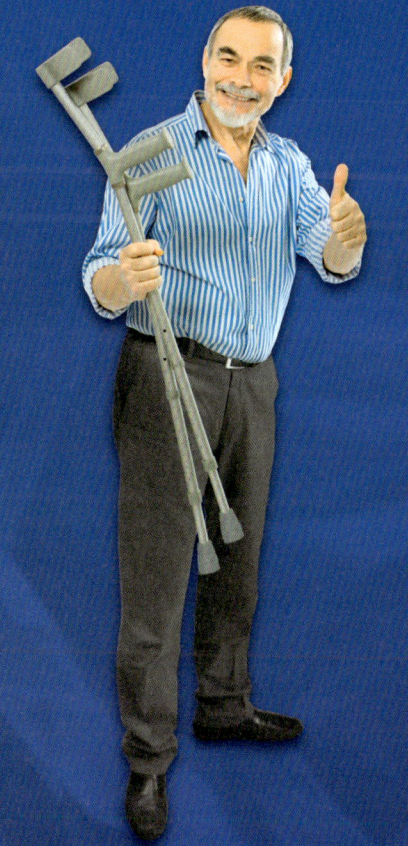

↘ *Wie kann ich Abnützungserscheinungen an den Hüftgelenken vorbeugen?*

Abnützungserscheinungen lassen sich nicht ganz vermeiden, weil es sich dabei eben um eine Verschleißerkrankung handelt. Da aber eine gut trainierte Muskulatur wie ein natürliches Stützkorsett wirkt, hat regelmäßige Bewegung einen präventiven Charakter und trägt entscheidend zum Gesundheitszustand der Gelenke bzw. des gesamten Körpers bei.

↘ *Wie lange dauert die Gewöhnung an das Implantat?*

Das ist von Patient zu Patient unterschiedlich. So gibt es Patienten, die sich sofort an die Prothese gewöhnt haben und diese annehmen können, aber auch solche, die mit einem sogenannten Fremdkörper in der Hüfte Probleme haben.

Die meisten AMIS®-Patienten vergessen nach ein bis zwei Monaten darauf, dass sie eine künstliche Hüfte haben.

Die Gewöhnungsphase kann ganz kurz, aber auch wesentlich länger sein und sogar bis zu einem Jahr andauern. Betroffene sprechen von unterschiedlichen Empfindungen im neuen Hüftgelenk und leichter Wetterfühligkeit spürbar im Hüftbereich.

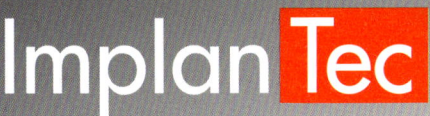

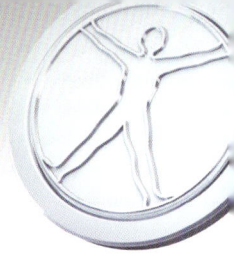

ANA.NOVA® Hüftsystem

Die Verschmelzung von Innovation und Inspiration

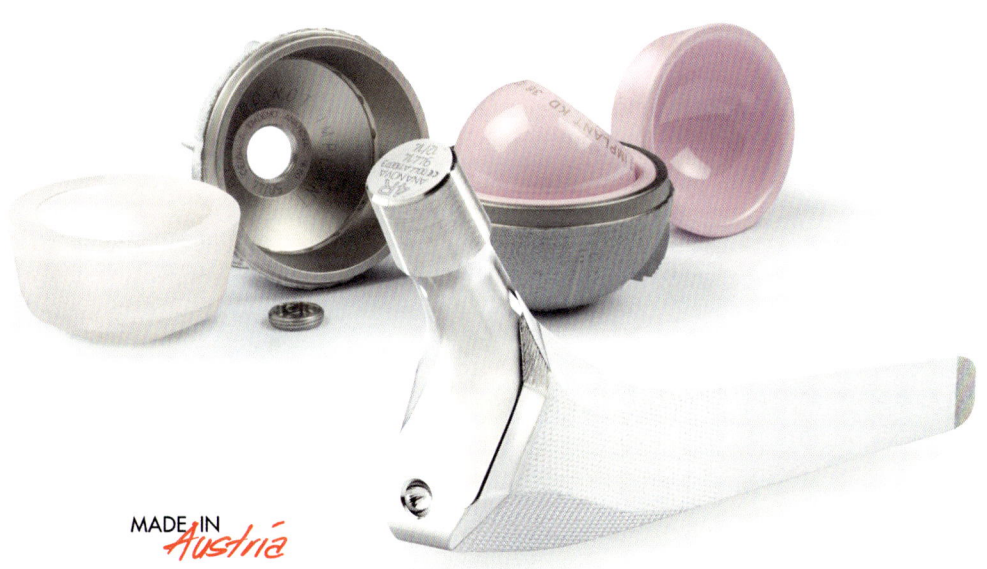

MADE IN
Austria

ImplanTec GmbH | Grenzgasse 38a | 2340 Mödling | Österreich | Tel. +43-2236 864 194 | Fax +43-2236 864 234
E-Mail: info@implan-tec.at | Web: www.implan-tec.at

Begriffsbestimmungen

Abduktion: seitliches Wegführung bzw. Abspreizen eines Körperteils von der Körpermitte

Acetabulum: lat. „Essignäpfchen"; napfförmige Knochenpfanne im seitlichen Beckenbereich, die der Aufnahme des Hüftkopfes dient und mit diesem zusammen ein Gelenk bildet; Hüftpfanne

Adduktion: Heranführen eines Körperteils an die Körperachse

adipös: fettleibig

Anästhetikum: Medikament, das eine reversible Verminderung oder Ausschaltung der Schmerzempfindung bewirkt und auch als Narkosemittel zu Operationszwecken dient

Arthrose: degenerative, meist irreversible Gelenkabnützung

Arthritis: schmerzhafte, entzündliche Gelenkserkrankung („Rheuma"), die zu einer Zerstörung von Knorpel und Gelenken führen kann

Arthroskopie: Gelenkspiegelung; eine minimal invasive Methode, die es dem Operateur erlaubt, auf schonende Weise, nämlich mittels kleinster Einstiche und einer geeigneten Optik, einen umfassenden Befund erheben zu können. Die Methode hat diagnostische Bedeutung, kann aber auch für therapeutische Zwecke genutzt werden.

Ätiologie: Lehre von den Krankheitsursachen

BMI (Body Mass Index): Maßzahl für die Bewertung des Körpergewichts eines Menschen in Relation zu seiner Körpergröße; entwickelt 1832 von Adolphe Quetelet

Bursa: Schleimbeutel

Bursitis: Schleimbeutelentzündung

Cerclage: Umschlingung, Umreifung

Corticoide: auch Kortikosteroide oder Cortine genannt; sie entstehen aus dem Ausgangsstoff Cholesterin, das Grundgerüst aller Corticode ist das Progesteron.

Coxarthrose: auch Hüftgelenksarthrose genannt, bei der es sich um eine degenerative Erkrankung des Hüftgelenks handelt

degenerativ: durch Verschleiß (Degeneration) bedingt

Diaphyse: Mittelteil des Röhrenknochens

Deformität: Zustand, der aus einer Deformierung resultiert (auch jede angeborene Fehlbildung)

Differenzialdiagnose: auch DD genannt, Erkrankung mit ähnlicher bzw. nahezu identischer Symptomatik, die vom Arzt neben der eigentlichen

Verdachtsdiagnose ebenfalls als mögliche Ursache der Patientenbeschwerden in Erwägung gezogen werden muss

Dislokation: Verschiebung oder Verdrehung von Knochen oder Knochenteilen gegeneinander

disloziert: verschoben, verlagert

Embolie: Blutgerinnsel in einer Arterie

Endoprothese: Bezeichnung für ein künstliches Körpergelenk. Es werden zwei Prothesenarten angeboten, die Voll- und die Teilprothesen. Bei der Vollprothese wird das ganze Gelenk durch ein künstliches Gelenk ausgetauscht, bei der Teilprothese lediglich Teile des zerstörten/abgenutzten Gelenks

Endoprothesen-Pass: Im Endoprothesen-Pass in Scheckkartenformat stehen die wichtigsten Angaben zur Prothese wie Datum der Implantation, Form und Material der Prothese. Er ist auf Reisen für den Zugang durch die Sicherheitskontrolle notwendig.

Epiphyse: Endstücke der langen Röhrenknochen

Femurknochen: Oberschenkelknochen

Fissur: Riss, Spalte

Flexion: Beugung

Fraktur: Knochenbruch

Gonarthrose: Arthrose des Knies

Heparin: Substanz zur Blutgerinnungshemmung, eingesetzt zur Prophylaxe und Therapie von Thrombosen

Hüftschnupfen: keimfreie Entzündung des Hüftgelenks, die sich in Humpeln und plötzlich auftretenden und in die Knie ausstrahlenden Schmerzen äußert

Hyaluronsäure: wichtiger Bestandteil des Bindegewebes und der Gelenkflüssigkeit; sie wirkt als Schmiermittel bei allen Gelenkbewegungen und wird daher für Infiltrationen in arthrotische Gelenke verwendet. Damit wird oft Schmerzfreiheit erreicht, eine vollkommene Heilung ist jedoch nur in seltenen Fällen möglich. Man kann damit die Zeit bis zur Gelenkersatz-Operation mittels Schmerzfreiheit gut überbrücken.

idiopathisch: wird in Verbindung mit Krankheiten benutzt, die ohne erklärbare Ursache entstehen

Impingement: (engl. „Zusammenstoß"), bezeichnet in der Orthopädie und Unfallchirurgie eine Funktionsbeeinträchtigung der Gelenkbeweglichkeit; es entsteht zumeist durch Degeneration oder Einklemmung von Kapsel- und Sehnenmaterial

Implantation: Einpflanzung

Intrakutannaht: eine besondere Form der Hautnaht, bei der sich der Faden knapp unter der Hautoberfläche hin- und herwendelt

intramedullär: bezeichnet die Lage im Markraum eines Organs; es kann sich auf Knochenmark, das Rückenmark oder das Nierenmark beziehen

intrauterin: innerhalb der Gebärmutter

irreversibel: physische oder psychische Schäden, die nicht durch körpereigene Reparaturmechanismen oder medizinische Intervention umgekehrt werden können

Kernspintomografie: bildgebendes Verfahren zur Untersuchung von Körpergeweben

Knochenzement: Zweikomponentenkleber mit rascher Aushärtung, der bei der zementierten Methode zur Fixierung von Prothesen im Knochen verwendet wird

Kontraktur: (lat. Zusammenziehen); Funktions- und Bewegungseinschränkung von Gelenken, die durch umliegende Weichteile wie Muskeln, Sehnen und Bänder entsteht

Labrum (acetabuli): Knorpellippe (der Hüftgelenkspfanne)

Labrumresektion: operative Entfernung der Gelenklippe

Ligamentum: Band

Luxation: Ausrenkung künstlicher Gelenke (vor allem der Hüfte und der Schulter); dabei handelt es sich um einen vollständigen oder unvollständigen Kontaktverlust gelenkbildender Knochenenden. Sie kann in den ersten Wochen nach einer konventionellen Hüftendoprothesen-Operation auftreten, wenn das Muskelgewebe um die eingesetzte Prothese noch zu wenig Schutz und Halt bieten kann. Verursacht werden diese Ausrenkungen durch unsachgemäße oder ruckartige Drehbewegungen des Gelenks oder bei Nichtbeachtung des 90-Grad-Winkels zwischen Oberkörper und Oberschenkel. Sie kommt selten vor, wenn das künstliche Hüftgelenk nach der AMIS®-Methode eingesetzt wurde.

Magnetresonanzarthrografie: radiologische Untersuchungsmethode von Gelenken

malign: bösartig

medial: „zur Mitte hin gelegen"

Metaphyse: Knochenabschnitt zwischen Diaphyse (Knochenschaft) und Epiphyse (Endstück der langen Röhrenknochen)

Metastasen: Absiedelung eines bösartigen Tumors in entferntes Gewebe bei Krebserkrankungen

minimal invasive Operation: schonender operativer Eingriff mit möglichst kurzem Hauteinschnitt

Omarthrose: Arthrose des Schultergelenks

Orthese: ein industriell oder durch Orthopädietechniker hergestelltes medizinisches Hilfsmittel zur Stabilisierung, Ruhigstellung und Entlastung

Ossifikation: Verknöcherung

Osteopenie: Verminderung der Knochendichte, Vorstufe zur Osteoporose

Osteoporose: Knochenschwund verursacht durch Verringerung der Knochenmasse und Veränderung der Knochenqualität, der mit einer Abnahme der Knochenfestigkeit und einem Stabilitätsverlust einhergeht. Infolgedessen treten Knochenbrüche (Frakturen) an typischen Stellen im Bereich der Wirbelsäule und an den Gliedmaßen auf.

osteophytäre Anbauten: knotenartige Verdickungen

Osteosynthese: operative Versorgung von Knochenbrüchen und anderen Knochenverletzungen (z. B. Epiphysenlösung) mit Implantaten, die zumeist aus Metall bestehen

Osteotomie: Operationsverfahren, bei dem ein oder mehrere Knochen gezielt durchtrennt werden, um vorhandene Fehlstellungen wie Dysplasien, X- oder O-Beine zu korrigieren

pathologisch: krankhaft oder krankheitsbezogen

postoperativ: nach der Operation

Prädisposition: ererbte, genetisch bedingte Anlage oder Empfänglichkeit für bestimmte Krankheiten oder Symptome

Prävalenz: Häufigkeit einer Krankheit oder eines Symptoms in einer Bevölkerung zu einem bestimmten Zeitpunkt

progredient: fortschreitend

Progression: Fortschreiten

Prophylaxe: Vorbeugung; Maßnahmen zur Vorbeugung gegen Gefahren, Krankheiten, Unfälle etc.

Revision: erneute Durchführung einer Behandlung/Operation

Rezidiv: Wiederauftreten („Rückfall") einer Krankheit oder ihrer Symptome nach einer Behandlung, die zeitweilig erfolgreich war

Rotation: Drehbewegung

Ruptur: „Zerreißung" oder Riss eines inneren Organs, eines Muskels, eines Gefäßes, eines Bandes oder einer Sehne

Screening: engl. für Durchleuchten, Selektion, Rasterung; z. B. Brustkrebs-Screening, Neugeborenen-Screening

Sedierung: Dämpfung von Funktionen des zentralen Nervensystems durch ein Beruhigungsmittel

Sklerosierung: krankhafte Verhärtung eines Organs infolge Vermehrung von Bindegewebsfasern

Steroid: sind Abkömmlinge des Kohlenwasserstoffs Steran; natürliche Steroide kommen in Pflanzen, Tieren und Pilzen vor. Im menschlichen Organismus und in Tieren stellt Cholesterin das wichtigste Steroid dar.

subchondral: unter dem Knorpel

Syndrom: das gleichzeitige Vorliegen verschiedener Krankheitszeichen

Synovialflüssigkeit: Gelenkschmiere

TEP-Totalendoprothese: komplettes künstliches Gelenk

Thrombose: Gefäßverschluss, bei der sich ein unerwünschtes Blutgerinnsel (Thrombus) in einem Gefäß bildet und unbehandelt zur Lungenembolie führen kann.

Traktion: Bei der Traktion werden Gelenkpartner durch Zug voneinander entfernt

Zyste: mit Flüssigkeit (z. B. Gewebswasser, Blut oder Eiter) gefüllter Gewebehohlraum

Zytostatika: natürliche oder synthetische Substanzen, die bei Krebserkrankungen das Zellwachstum bzw. die Zellteilung hemmen und auch bei Autoimmunerkrankungen eingesetzt werden

Literaturverweise

Aebi-Müller, J. et al. (1997): Funktionelle Nachbehandlung von Patienten mit künstlichem Hüftgelenk. Hans Huber Verlag, Bern

Bielau, K. (2004): Homöopathie verstehen und anwenden. Handbuch der Heilkunst. Kneipp Verlag, Wien

Brown, T. E. et al. (2009): Arthritis Arthroplasty. The Hip. Saunders Elsevier, Philadelphia

Engelke, K. et al. (2010): Gelenkersatz. Geschenkte Mobilität. Verlagshaus der Ärzte, Wien

Hozack, W. J. et al. (2009): Surgical Treatment of Hip Arthritis. Reconstruction, Replacement, and Revision. Saunders Elsevier, Philadelphia

Jerosch, J./Heisel, J. (2009): Hüfte und Sport. Empfehlungen von Sportarten aus orthopädisch-unfallchirurgischer und sportwissenschaftlicher Sicht. Deutscher Ärzte-Verlag, Köln

Koesling, C./Stiegler, U. (2002): Hüftgelenksersatz. Selbständigkeit und Sicherheit im Alltag. Schulz-Kirchner Verlag, Idstein

Larson, C./Miescher, B. (2009): Freie Hüften. Trias Verlag, Stuttgart

Roth, A./Venbrocks, R.-A. (2007): Minimal invasive Hüftendoprothetik. Uni-Med Verlag, Bremen

Schönle, Ch. (2008): Schmerzfrei & beweglich mit dem neuen Hüftgelenk. Trias Verlag, Stuttgart

Wichtige Adressen

Sportsclinic - Vienna - Tulln   Arthroskopie, Sport-Knorpel-
Univ. Doz. Dr.   Gelenks- Unfallchirurgie
Thomas Müllner, PhD
www.knieweh.at

Tulln 02272/82008, tulln@knieweh.at, Wien 01/8779444, wien@knieweh.at

ÖSTERREICH

Univ. Doz. Dr. Thomas Müllner, PhD
Unfallchirurgie – Orthopädie – Sportchirurgie
www.myhip.at   www.knieweh.at   www.myknee.at
Mobile: +43 664 381 95 96
1130 Wien, Kupelwiesergasse 15/5
Tel: +43 (0) 1 877 94 44
E-Mail: wien@knieweh.at
3430 Tulln, Karl Metz-Gasse 4
Tel: +43 (0) 2272 82008
E-Mail: tulln@knieweh.at

Mag. Dr. Susanne Altmann
Energetische Behandlung & Beratung
Alser Straße 18/21
1090 Wien
Tel.: +43 664 144 77 89
E-Mail: susanne.altmann@gmx.at

ImplanTec GmbH
Grenzgasse 38a
2340 Mödling
Tel.: +43 (0) 2236 864 194
Fax: +43 (0) 2236 864 234
E-Mail: info@implan-tec.at
www.implan-tec.at

Vivamed Medizinprodukte Vertriebs GmbH
Dorf 25
5301 Eugendorf
Tel.: +43 (0) 6225 28 4 28
Fax: +43 (0) 6225 28 4 28-4
E-Mail: office@vivamed.at
www.vivamed.at

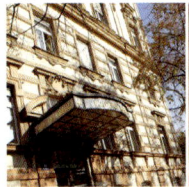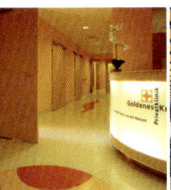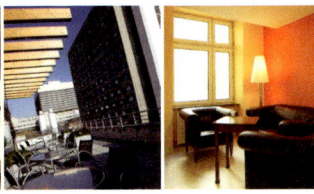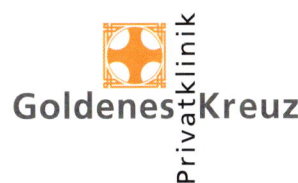

Evangelisches Krankenhaus Wien
Hans-Sachs-Gasse 10–12
1180 Wien
Tel.: +43 (0) 1 40422-0
Fax: +43 (0) 1 40422-620
E-Mail: kontakt@ekhwien.at
www.ekhwien.at

Österreichische Ärztekammer
Weihburggasse 10–12
1010 Wien
Tel.: +43 (0) 1 514 06
www.aerztekammer.at

Österreichische Gesellschaft für Orthopädie
c/o Wiener Medizinische Akademie
Alser Straße 4
1090 Wien
Tel.: +43 (0) 1 405 138 321
www.orthopaedics.or.at

Dr. Christa Kastinger-Mayr
Ärztin für Allgemeinmedizin und Homöopathie
Wattmanngasse 14/2
1130 Wien
Tel.: +43 (0) 1 876 48 48
Fax: +43 (0) 1 876 48 48-50
E-Mail: c.kastinger@inode.at
www.dr-kastinger-mayr.com

S.P.O.R.T.
Physikalisches Institut GmbH & Co KG
Mariannengasse 14
1090 Wien
Tel.: +43 (0) 1 402 12 86

Rehabilitationszentrum Engelsbad
Weilburgstraße 7–9
2500 Baden bei Wien
Tel.: +43 (0) 2252 84571-0
E-Mail: rz.engelsbad@bva.at

Klinik Pirawarth/Kur- und Rehabilitationszentrum
f. Neurologie u. Orthopädie
Kurhausstraße 100
2222 Bad Pirawarth
Tel.: +43 (0) 2574 29160-0
www.klinik-pirawarth.at
E-Mail: info@klinik-pirawarth.at

Medizinisches Zentrum Bad Vigaun GmbH & Co. KG
Karl-Rödhammer-Weg 91
5424 Bad Vigaun
Tel.: +43 (0) 6245 8999-0
E-Mail: info@badvigaun.com

Rehabilitationszentrum Weißer Hof
der Allg. Unfallversicherungsanstalt
Holzgasse 350
3400 Klosterneuburg
Tel.: +43 (0) 2243 24150

**SKA-Rehabilitationszentrum für Rheumatologie,
Orthopädie und Neurologie**
Tiergartenstraße 3c
2381 Laab/Walde
Tel.: +43 (0) 2239 3536-0

Kurzentrum Bad Schönau
„Zum Landsknecht"
Kurhausstraße 11
2853 Bad Schönau
Tel.: +43 (0) 2646 90500-1501
Fax: +43 (0) 2646 90500-1400
E-Mail: schoenau@kurzentrum.com

Bständig Orthopädie-Fachhandel
Freyung 5
1010 Wien
Tel.: +43 (0) 1 533 73 04
www.bstaendig.at
E-Mail: office@bstaendig.at

Prof. Dr. Alexander Beck   DEUTSCHLAND
Facharzt für Orthopädie und Unfallchirurgie,
Chirurgie und Spezielle Unfallchirurgie (AMIS®-Methode)
Juliusspital Würzburg
Juliuspromenade 19
97070 Würzburg
Tel.: +49 (0) 931 393 1871
Fax: +49 (0) 931 393 1873
E-Mail: unfallchirurgie@juliusspital.de

Neuro-orthopädisches Reha-Zentrum
Spessartstraße 20
63619 Bad Orb im Spessart
Tel.: +49 (0) 6052 1001 461

MediClin Reha-Zentrum Roter Hügel
Jakob-Herz-Straße 1
95445 Bayreuth
Tel.: +49 (0) 921 / 309 703

Paracelsus-Klinik Am Schillergarten
Martin-Andersen-Nexö-Straße 10
08645 Bad Elster
Tel.: +49 (0) 37437 703 210

SCHWEIZ **Medacta International**
Strada Regina
6874 Castel San Pietro
Tel.: +41 91 696 6060
www.vivamed.at
E-Mail: info@medacta.ch

Dr. Fabian Kalberer
Facharzt für Orthopädie und Traumatologie des Bewegungsapparates
FMH (AMIS®-Methode)
Kantonsspital Winterthur
Brauer Straße 15
8401 Winterthur
Tel.: +41 (0) 52 266 2121
Fax: +41 (0) 52 266 2043

Rehaklinik Sankt Marien
Im Grün 2–4
79415 Bad Bellingen
Tel.: +41 (0) 7635 3110

Rehaklinik Bellikon
Mutschellenstraße 2
5454 Bellikon
Tel.: +41 (56) 485 5111

Praxisklinik Rennbahn AG
Das Kompetenzzentrum für Orthopädie und Sportmedizin
St. Jakobs-Straße 106
4132 Muttenz
Tel.: +41 (61) 465 6464

Stichwortverzeichnis

Bildquellen

Seite 12: © vkph – fotolia.com;
Seite 14: © Stenzel Washington – fotolia.com;
Seite 16 links, 17, 19 links, 20 links, 21 links:
    © ag visuell – fotolia.com;
Seite 16 rechts: © science2 – fotolia.com;
Seite 18, 27, 30, 33, 36 links, 39 links, 41, 44,
    59, 93: © bilderzwerg – fotolia.com;
Seite 19 rechts, 20 rechts: © Medical Art Inc –
    istockphoto.com;
Seite 21 rechts: © Henrie – fotolia.com;
Seite 24 links: © Jose Manuel Gelpi – fotolia.com;
Seite 24 rechts, 114–115: © Africa Studio –
    fotolia.com;
Seite 36 rechts, 39 rechts, 48 links, 50, 69, 71,
    72, 99, 128, 153: © Univ. Doz. Dr. Thomas
    Müllner;
Seite 45 oben: © kgerakis – istockphoto.com;
Seite 45 unten: © peterjunaidy – fotolia.com;
Seite 48 rechts, 96: © Alila – fotolia.com;
Seite 64: © Giuseppe_R – fotolia.com;
Seite 66: © Visionär – fotolia.com;
Seite 67: © Kalle Kalmbach – fotolia.com;

Seite 73: © Zarathustra – fotolia.com;
Seite 74: © Sharpshot – fotolia.com;
Seite 77: © Klaus Eppele – fotolia.com;
Seite 79: © Yuri Arcurs – fotolia.com;
Seite 80: © Jozsef Szasz-Fabian – istockphoto.com;
Seite 82, 168: © Monkey Business – fotolia.com;
Seite 85: © kab-vision – fotolia.com;
Seite 88: © Rido – fotolia.com;
Seite 95: © Fa. Medacta;
Seite 106: © dzain – fotolia.com;
Seite 110: © Winne – fotolia.com;
Seite 119: © Tyler Olson – fotolia.com;
Seite 122, 125, 126, 127, 130, 131, 132, 134,
    135, 138, 139, 149, 151: © Prof. Dr. Hans
    Tilscher/Fotostudio Huger Wien;
Seite 146: © Jim Mills – fotolia.com;
Seite 164: © Christophe Fouquin – fotolia.com;
Seite 165: © RRF – fotolia.com;
Seite 166 oben: © Otmar Smit – fotolia.com;
Seite 166 unten: © Robert Kneschke – fotolia.com;
Seite 167: © ARochau – fotolia.com;
Seite 174: © Taigi – fotolia.com

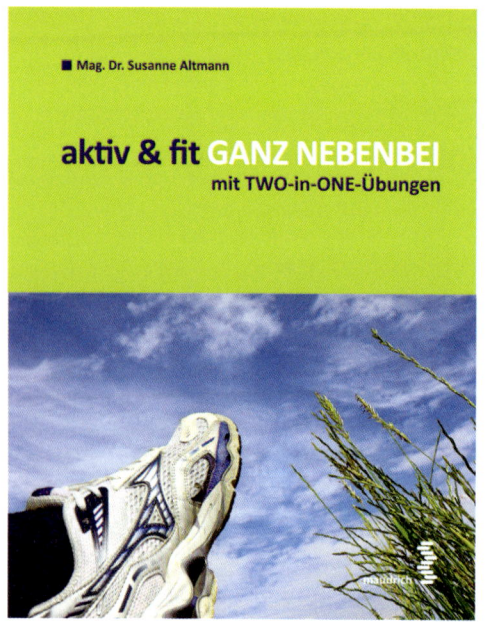

Mag. Dr. Susanne Altmann

aktiv & fit ganz nebenbei

maudrich 2012, 128 Seiten, broschiert
EUR 16,90 (A) / EUR 16,40 (D) / sFr 24,90
ISBN 978-3-85175-957-0

Bewegung gilt als echtes „Wundermittel"!

Sie ist individuell dosierbar und kann präventive, aber auch heilende Wirkung haben. Dieses Buch zeigt, wie Sie ohne zusätzlichen Zeit- und Kostenaufwand Ihren Körper trainieren und Ihre Gesundheit fördern können. Nützen Sie die Pausen und Phasen geringerer Aktivitäten im Alltag zur Durchführung der TWO-in-ONE-Übungen. Sie können dies während des Wartens, während Bus-, Zug- oder Autofahrten, beim Fernsehen, Kochen, Lesen/Lernen, Telefonieren oder im Büro direkt vor dem Schreibtisch sitzend tun. Zwei in einem, also „TWO in ONE" – das sind die äußerst effizienten und motivierenden TWONE-Übungen, die sich ganz leicht in Ihren Alltag integrieren lassen. Ein einfaches Bewegungstraining, das gleichsam nebenbei und von der Umgebung unbemerkt abläuft!

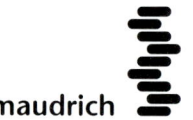